ESSAI

DE

GÉOGRAPHIE MÉDICALE

OU

ÉTUDES SUR LES LOIS QUI PRÉSIDENT A LA DISTRIBUTION GÉOGRAPHIQUE DES MALADIES, AINSI QU'A LEURS RAPPORTS TOPOGRAPHIQUES ENTRE ELLES. LOIS DE COÏNCIDENCE ET D'ANTAGONISME.

Par J. Ch. M. BOUDIN,

Médecin en chef des Salles Militaires de l'Hôtel-Dieu de Marseille, Chevalier de la Légion d'Honneur, ex-Médecin en chef de divers hôpitaux de l'Algérie, Membre de la Société Royale de Médecine et de la Société de Statistique de Marseille, Associé Correspondant des Sociétés de Médecine pratique de Montpellier, de Lyon, de Malte, &c.

PARIS.

Germer-Baillière, rue de l'Ecole de Médecine, 17. | Labé, place de l'Ecole de Médecine, 4.

1843.

1843

Marseille. — Imprimerie d'Achard,
Marché des Capucins, 4.

PRÉFACE.

Les temps et les lieux impriment aux phénomènes pathologiques des changements très-remarquables, et dont l'étude constitue deux branches importantes des connaissances médicales. L'histoire atteste que plusieurs maladies, qui ont affligé l'humanité, ont entièrement disparu du globe, tandis que d'autres ont subi de notables modifications, sous le double rapport de la fréquence et de la forme.

L'étude de ces transformations successives de l'élément pathologique, sous l'influence des temps, a été abordée récemment, en Allemagne, par des hommes éminents, et déjà, elle y a donné naissance à des travaux d'un haut intérêt, qui ont posé les bases de ce que l'on pourrait appeler la *Chronologie* des maladies de l'homme.

Je me suis proposé d'examiner ces dernières sous un autre point de vue, celui de leur *Topographie*, et de remonter, des faits pathologiques aujourd'hui acquis à la science, aux lois qui président à la répartition géographique des maladies, ainsi qu'à leurs rapports entre elles. Cette étude, qui, au premier aspect, ne se présente peut-être qu'avec une certaine apparence de curiosité, touche aux plus hautes questions de philosophie et de pratique médicales, et le temps ne me paraît pas éloigné où elle entrera définitivement dans l'enseignement de nos écoles.

L'observation démontre que plusieurs maladies, dont nos lois attribuent la propagation au contact des hommes ou des choses, sont subordonnées à des limites géographiques, ainsi qu'à des conditions de structure et d'élévation du sol : en droit, cette délimitation topographique infirme fortement le dogme de la contagion ; en fait, elle précise les lieux dont les provenances peuvent, seules, être soumises à la séquestration préventive des quarantaines.

Sous l'influence du climat et du sol, la forme et le type des maladies se modifient d'une manière considérable ; ainsi l'on voit l'intoxication des marais revêtir, en Algérie, le type continu, et se manifester, dans le delta du Mississipi, sous la forme de fièvre jaune. On comprend la haute influence que de tels faits doivent exercer sur les classifications nosologiques, sur le diagnostic et le traitement des maladies.

Divers états morbides ne se développent souvent que loin des lieux où ils ont pris naissance. On comprend toute l'importance de ce fait dans l'appréciation de l'étiologie. Ainsi, par exemple, en quittant une localité où règne habituellement la fièvre typhoïde, l'homme conserve pendant plusieurs mois l'aptitude à produire cette affection : cette aptitude, que l'on retrouve dans beaucoup de maladies dues à une intoxication, n'établit-elle pas une forte présomption en faveur d'une origine analogue de l'entérite folliculeuse ?

Enfin, si comme j'espère le démontrer, il est permis de conclure de la fréquence de certaines maladies à la rareté de certaines autres affections dans la même localité, cette règle doit conduire à des applications pratiques dont l'importance ne saurait échapper à personne. Dans l'exposé de cette loi d'antagonisme nosologique, j'ai dû me montrer sobre de citations puisées dans mon expérience personnelle : il aurait pu naître des doutes sur la solidité de l'édifice, si le constructeur en eût seul fourni les matériaux.

ESSAI

DE

GÉOGRAPHIE MÉDICALE.

> De même que chaque pays possède son règne végétal et son règne animal caractéristiques ; de même il possède aussi son règne pathologique à lui ; il a ses maladies propres, et exclusives de certaines autres.
>
> *Traité des fièvres intermittentes*, p. 69.

La géographie médicale a pour objet la connaissance des modifications imprimées à l'organisme par l'influence des climats, et l'étude des lois qui président à la répartition des maladies sur les diverses parties du globe ainsi qu'à leurs rapports topographiques entre elles.

Cette branche de la médecine peut être considérée comme étant encore dans l'enfance, non que les éléments appelés à la constituer manquent d'une manière absolue; loin de là, ces matériaux sont au contraire déjà très-nombreux; mais épars, disséminés, observés d'ailleurs sans esprit d'ensemble, ils attendent encore cette coordination méthodique dont l'absence les a frappés jusqu'à ce jour d'une déplorable stérilité, et qui seule peut désormais leur imprimer le cachet définitif de la science.

Je me suis toujours étonné qu'une branche des connaissances médicales d'une telle importance ait pu rester jusqu'à présent si négligée, et je me félicite d'avoir été conduit, autant par la nature de mes études que par mes voyages, à diriger mes investigations de ce côté. On ne saurait révoquer en doute le haut intérêt que présente l'étude de la géographie médicale, si l'on considère les immenses services qu'elle est appelée à rendre non-seulement à la nosologie et à la thérapeutique, mais encore à l'hygiène publique (1).

En ce qui concerne ce premier point, j'ai déjà démontré, dans un autre travail, que la famille nosologique ne saurait être constituée et définitivement assise sur une base solide, qu'autant que tous les membres disséminés sur le globe en ont été préalablement reconnus, rapprochés, étudiés et comparés entre eux. C'est pour avoir négligé cette règle importante que, trop pressés de généraliser, les pathologistes avaient jusqu'ici personnifié la famille des maladies produites par l'intoxication des marais, dans une de ses formes, à la vérité la plus fréquente sous la latitude de l'Europe, c'est-à-dire dans celle de la fièvre intermittente.

En m'appuyant sur la fréquence du type continu des fièvres à *malaria* dans les pays chauds, et sur

(1) En prenant en considération la demande de l'honorable M. Louis, relative à la création de médecins voyageurs, l'Académie royale de médecine a prouvé qu'elle comprenait toute l'étendue des services que la science est en droit d'attendre de la géographie médicale.

les formes apyrétiques, connues sous le nom de fièvres larvées, j'ai insisté sur la nécessité de puiser désormais le caractère distinctif de ce groupe nosologique, non comme on l'avait fait jusqu'alors, dans l'éventualité d'une forme ou d'un type essentiellement fugitif et variable; mais dans la cause organique productrice de l'ensemble, en d'autres termes, dans l'intoxication.

C'est encore pour avoir méconnu les rapports d'affinité que présentent, avec la famille des maladies de marais, les trois grandes manifestations pathologiques qui règnent endémiquement dans les trois delta du Nil, du Mississipi et du Gange, que les pathologistes ont pu rêver, dans ces derniers temps, un rapprochement monstrueux entre la maladie produite par l'agglomération des hommes, et la peste, la fièvre jaune et le choléra, décorés par eux du titre de *typhus* d'Orient, d'Amérique et d'Asie.

Au point de vue de la thérapeutique et de l'hygiène publique, il est incontestable que la géographie médicale est destinée à fournir les plus belles applications pratiques, soit en précisant les lieux les plus favorables au traitement curatif ou prophylactique de certaines affections, soit en indiquant les limites, tant dans le sens vertical que dans le sens horizontal, au-delà desquelles certaines maladies, déclarées contagieuses, sinon par une démonstration scientifique rigoureuse au moins par nos lois, cessent définitivement d'exister. On comprend facilement la haute influence qu'une pareille étude est susceptible d'exercer par la suite sur les relations inter nationales entre peuples que de vieux préjugés, bien plus que des motifs de santé publique, tiennent aujourd'hui dans un regrettable isolement.

Quelqu'incomplets que soient encore les matériaux, quelque grands que soient les obstacles à l'édification scientifique complète et définitive de la géographie médicale, néanmoins il est permis, dès à présent, de déduire des éléments existants quelques règles d'une certaine importance. Chose bien digne de remarque, plusieurs de ces principes, que nous aurons occasion de développer dans le courant de ce travail, présentent une analogie frappante avec certaines lois de géographie botanique : ainsi, les circonstances de latitude et de longitude géographiques, d'élévation et de structure géologique du sol, exercent une influence prononcée sur les manifestations végétales; on verra bientôt qu'il en est de même pour les manifestations pathologiques. Les genres botaniques diminuent sous l'influence du rapprochement des pôles; il en est de même des genres nosologiques. En ménageant les transitions, on parvient à naturaliser une plante sur un sol et sous un climat dont l'action immédiate lui eût été fatale; n'est-ce pas là la question de l'acclimatement de l'homme? Certaines plantes ne prospèrent, n'existent même que dans le voisinage d'une végétation spéciale; la même règle est applicable aux manifestations pathologiques entre elles. Il est par contre des plantes qui ne supportent point certain voisinage végétal; ainsi, le chardon hémorrhoïdal nuit à l'avoine, l'*erigeron acre* au froment, la scabieuse au lin; deux espèces de bruyères, la bruyère ordinaire et la bruyère tetralix occupent presqu'exclusivement les terrains sablonneux qui s'étendent depuis les côtes de la mer d'Allemagne, en Hollande, jusque sur celles de la mer Baltique dans le Holstein et dans le Jutland. Eh bien! nous ne tarderons pas à voir que cette même loi d'exclusion se retrouve dans la distribution géographique de certaines formes morbides. Enfin, la propriété qu'acquiert l'organisme, par le séjour dans certaines localités, de devenir réfractaire à certaines formes morbides endémiques sur d'autres points, rappelle involontairement la grande question agronomique de l'assolement. En effet, l'organisme n'est-il pas un véritable sol sur lequel végètent incessamment les produits les plus variés, produits dont la nature est déterminée autant par la dernière semence déposée dans son sein que par les diverses cultures antérieures?

Quoiqu'il en soit des lois qui gouvernent les modifications pathologiques de l'homme, considérées dans leurs rapports avec la géographie, je n'ai pour cette fois d'autre intention que d'ouvrir la route et de prendre, au nom de la science, possession d'un terrain dont la fécondité promet pour l'avenir une magnifique et abondante récolte.

CHAPITRE PREMIER.

De l'influence de la latitude et de la longitude géographiques sur les manifestations pathologiques.

Lorsque l'on considère avec attention les maladies qui affligent l'humanité, au point de vue de leur répartition géographique, on ne tarde pas à reconnaître qu'un certain ordre, que certaines lois président, sous le double rapport des lieux et du temps, à la distribution des phénomènes pathologiques, sur les diverses parties du globe. De même que les règnes végétal et animal, le *règne pathologique*, si je puis ainsi m'exprimer, est subordonné, lui aussi, à certaines conditions de saisons, de latitude et de longitude géographiques, ainsi qu'à des conditions de sol, envisagé sous le point de vue de sa texture géologique et de son élévation au-dessus du niveau de la mer.

Ainsi, l'endemicité de la fièvre jaune, du choléra et de la peste est soumise à des conditions de lieux et de temps, dont il est rare de voir ces diverses formes pathologiques s'écarter. La *fièvre jaune*, bien que renfermée habituellement dans des limites plus restreintes, a été observée jusqu'ici dans une étendue de 54 degrés de latitude, dont 31 appartiennent à la zone torride, et 23 à la zone tempérée boréale. Les extrêmes de cette étendue sont, d'une part, Fernambouc, au Brésil, sous le 8e degré de latitude australe, où la fièvre jaune fut observée par le portugais Ferreyra da Prosa (1), en 1684; et d'autre part Québec, au Canada, sous le 46e degré de latitude boréale, où elle fut observée et décrite, par Walsh (2), en 1805. D'un autre côté, cette maladie s'est manifestée depuis le 92e degré de longitude occidentale à la Nouvelle-Orléans, jusqu'à Livourne sous le 8e degré de longitude orientale. Il résulte de là, que le théâtre des ravages de la fièvre jaune a au moins 1500 lieues du sud au nord, et plus de 1600 de l'ouest à l'est, espace qui étant exactement de 100 degrés, forme plus du quart de la circonférence du globe.

Mais ce n'est pas seulement sur l'existence de la maladie qu'agissent les conditions de latitude et de longitude géographiques; elles paraissent également exercer une remarquable influence et sur la gravité du fléau et sur le nombre des individus qui en sont atteints. Des recherches statistiques d'un très-haut intérêt, auxquelles

(1) Trattato unico da constiluiçam pestilential de Fernambuco. — Lisboa, 1694.

(2) Account of a malignant fever, which appeared in the garrison of Quebec, during the automne of 1805.

s'est livré M. MOREAU DE JONNÈS établissent qu'aux Antilles, la fièvre jaune attaque dans ses grandes irruptions la moitié ou les deux tiers des Européens non acclimatés, tandis qu'en Espagne, il ne lui échappe qu'un huitième de la population, souvent même un seul individu sur huit ou neuf cents. Par compensation, dans les Antilles presque tout les malades meurent dans les fortes épidémies; il en meurt dans les autres au moins deux ou trois sur cinq; aux États-Unis la mortalité s'est élevée à la moitié des individus atteints de la maladie, tandis qu'en Espagne (1) elle s'est bornée au tiers ou au quart de leur nombre total. D'où l'on peut conclure qu'en Europe on court, tout égal d'ailleurs, plus de risque de contracter la fièvre jaune, et moins de danger d'en mourir qu'aux Indes-Occidentales. Les latitudes élevées, même en Amérique, paraissent diminuer à la fois et le danger de la maladie et le nombre des individus susceptibles d'en être atteints. Ainsi, au rapport de WALSH, sur 55 militaires atteints de fièvre jaune à Québec, en 1805, il en périt seulement six.

(1) On sait que M ROCHOUX ne considère pas comme identiques la fièvre jaune des Antilles et la maladie désignée sous le même nom, et qui, à diverses reprises, s'est montrée dans les climats tempérés, et notamment en Espagne. Tout en partageant l'opinion si juste de ce savant sur la non identité du typhus et de la fièvre typhoïde, du choléra indien et du choléra épidémique, nous avouons n'être pas aussi complétement fixé au sujet des maladies décrites sous le nom de fièvre jaune. Il faut bien avouer, toutefois, que les réflexions de M. ROCHOUX sur cette matière sont de nature à être prises en sérieuse considération. Nous nous réservons de revenir sur ce sujet, et nous discuterons alors les motifs qui ont déterminé ce médecin à distinguer de la fièvre jaune ce qu'il appelle le typhus amaril.

Le choléra de l'Inde, qu'il ne faut pas confondre (1) avec la maladie qui sous forme de grande épidémie a, dans ces derniers temps, ravagé le monde, est confiné depuis des siècles dans le delta du Gange, ainsi que sur divers points du littoral de l'Hindoustan, sans que ni les quarantaines ni les lazarets puissent révendiquer le mérite d'en avoir préservé les pays voisins. Signalé de temps immémorial dans les livres sanscrits, et décrit sommairement, il y a deux cents ans par BONTIUS, il semble être aux marais du delta du Gange, ce qu'est la fièvre jaune au delta du Mississipi, ce qu'est la peste au delta du Nil. Dire pourquoi l'intoxication paludéenne de l'Inde affectionne spécialement la forme cholérique, c'est là une question que je n'entreprendrai pas de résoudre; toujours est-il que dans tous les pays où un certain degré de chaleur se trouve uni à un sol marécageux, on peut être certain de rencontrer des cas plus ou moins fréquents de choléra; il y prend même parfois la forme d'une maladie populaire, ainsi que RIVIÈRE, SYDENHAM et MALOUIN l'ont observé le premier à Nîmes, le second à Londres, et le dernier à Paris.

Cette maladie diffère essentiellement du choléra dit épidémique, par sa stabilité, sa gravité moindre, sa thérapeutique, et enfin par sa symptomotologie. Tandis que la grande épidémie de notre époque s'est montrée

(1) Avant son apparition à Paris, dit M. ROCHOUX, la généralité des médecins, l'Académie de médecine elle-même, représentée par M. DOUBLE, ne voulait y voir que le choléra ordinaire des pays chauds. Mais l'expérience est venue malheureusement trop tôt mettre au jour la fausseté de ce rapprochement, en montrant, dans le choléra de 1832, une maladie que personne de nous n'avait vue, et qu'aucun médecin de l'antiquité n'avait décrite de manière à la faire reconnaitre. (*Arch. gén. de méd. Février 1840.*)

depuis le 21° degré de latitude méridionale (île Bourbon), jusqu'au 65° degré de latitude septentrionale (Arkangelesk), sans épargner, en quelque sorte, aucun degré de longitude; le choléra indien au contraire est circonscrit de l'ouest à l'est par les 70° et 100° degrés de longitude orientale, et du nord au sud par les 25° et 10° degrés de latitude boréale.

La peste, qui jusqu'à présent ne s'est jamais montrée ni dans l'hémisphère austral, ni en Amérique, peut être considérée comme occupant habituellement une portion de l'ancien monde, circonscrite du sud au nord par les 29° et 42° degrés de latitude boréale, et de l'est à l'ouest par les 35° et 21° degrés de longitude orientale. En permanence sur certains points, la peste se manifeste plus rarement sur certains autres. Il est rare qu'elle dépasse Siont dans la vallée du Nil, Gedda sur la mer Rouge. En Asie, elle occupe spécialement la côte de la Syrie et une partie de celle de l'Asie-Mineure où elle remonte parfois la vallée des fleuves. Enfin, en Europe la peste n'est endémique que sur une portion de la côte orientale de la Turquie. Faut-il admettre que cette maladie ait, ainsi qu'on l'a avancé, gagné, à une certaine époque, jusqu'à la vallée de l'Indus? Cette assertion nous paraît ne pouvoir être admise qu'avec beaucoup de réserve.

A Constantinople (1), la peste se déclare ordinairement

(1) C'est pour avoir méconnu l'endémicité de la peste sur divers points du littoral de la Méditerranée, que l'on a, pendant des siècles, invoqué l'importation ou la contagion, là où il fallait s'en prendre à l'existence habituelle ou temporaire des causes productrices de la maladie dans ses foyers les plus connus. A Constantinople la peste passait pour être importée d'Egypte, comme à Alexandrie on la croyait importée de Constantinople : tel est le cercle vicieux dans lequel on a trop longtemps tourné.

du 1er au 20 juillet, et cesse au commencement de l'hiver; en Égypte, au contraire, elle débute en hiver et disparaît vers la fin de juin. Il est permis de chercher la cause de cette coïncidence d'une même maladie avec des époques si différentes, d'une part, dans la différence de latitude des deux pays, dont deux saisons dissemblables n'excluent point une certaine analogie dans leur température; d'autre part, dans l'inondation du Nil, qui, par la conversion d'un vaste marais en étang, doit nécessairement faire cesser la maladie, qui, ainsi que nous comptons le démontrer, trouve sa cause la plus puissante dans les émanations qui se dégagent du premier.

En ce qui concerne la mortalité pendant les diverses phases de l'épidémie, les recherches de M. Gaetani-Bey, relativement à l'épidémie de 1835, la portent à 679, en janvier, 909 en février, 3,413 en mars, 19,083 en avril, 10,484 en mai, enfin à 1,185 en juin. Ces considérations de géographie médicale présentent une haute importance au point de vue de la police sanitaire (1), et il est évident que si une foule de pays, bien qu'en relation continuelle avec les contrées où règnent endémiquement

(1) « Comment législateurs, disait M. Kératry à la Chambre des députés, le 18 février 1822, vous osez proposer un code cruel, sous le rapport des personnes et des choses, et vous ne savez pas même pourquoi! Vous ignorez la nature, la qualité communicative du fléau contre lequel vous disposez de toutes les forces de l'État, de toutes les rigueurs du code criminel; vous mettez en prévention le matériel et le personnel de vos concitoyens, et vous n'approfondissez pas la cause indiquée pour motif de ces grands résultats! » La commission de la Chambre, chargée de l'examen du projet de loi du 3 mars 1822 sur la police sanitaire, avait avancé, naïvement, qu'elle ne s'était pas occupée de la question scientifique, « n'en ayant pas été chargée par la volonté royale. »

les maladies pestilentielles, en restent néanmoins épargnés, sans recourir ni aux quarantaines ni aux lazarets, il serait peu logique d'accorder, comme on le fait ordinairement, à cette institution, l'immunité dont jouissent habituellement les États européens. Pour qu'il fût permis aux lazarets de révendiquer l'efficacité qui leur est prêtée avec tant de générosité, il faudrait au moins que les personnes appelées par leurs fonctions à habiter ces *palladium* de la santé publique éprouvassent, elles-mêmes, une influence fâcheuse de leur contact avec les personnes et les choses provenant de pays suspects; en d'autres termes, il faudrait que les maladies pestilentielles dont on a la prétention de prévenir la pénétration dans nos villes, se manifestassent au moins parmi les habitants des lazarets. Or, c'est précisément ce qui n'arrive pas. Nous avons eu pour notre part le triste privilége d'habiter pendant cinq ans, de 1832 à 1837, le plus grand, le plus important des lazarets de l'Europe, c'est-à-dire celui de Marseille. Eh bien, pendant cette longue période, dans laquelle plusieurs milliers de malades ont été reçus dans nos salles, et malgré d'inévitables infractions aux règlements sanitaires, nous n'avons pas constaté un seul cas de peste ou de fièvre jaune, ni parmi les militaires, ni parmi les nombreux portefaix occupés au maniement des laines et des cotons. En revanche, le choléra s'étant déclaré à Marseille en 1835, nous avons vu des militaires arrivant d'Afrique *en santé*, et auxquels on s'obstinait, malgré la gravité des circonstances, à imposer une quarantaine de 6 jours; nous avons vu ces militaires frappés, et mourir du choléra pendant leur séquestration même au lazaret, alors cependant que le défaut de communication avec la ville semblait, dans l'hypothèse de la propagation par simple contact, devoir les préserver! Nous n'avons rien épargné pour éclairer l'administration de la guerre sur l'inutilité, ainsi que sur les graves inconvénients du maintien des quarantaines imposées aux provenances de l'Algérie, et nous avons la satisfaction de croire que nos efforts pour le bien du service ne sont pas restés complétement étrangers aux réductions successives de la durée, et plus tard à la suppression définitive d'une mesure aussi préjudiciable aux intérêts de l'armée qu'à ceux de la colonie (1).

Considérées d'une manière générale, les fièvres paludéennes diminuent de fréquence dans les climats froids en raison de l'élévation des latitudes, mais en se conformant moins à la direction des parallèles qu'à celle des lignes isothermes. C'est ainsi que peu communes à Saint-Pétersbourg, qui pourtant est entouré de marais, et situé par le 59e degré de latitude boréale, elles cessent d'exister en Asie vers le 57e, tandis qu'elles dépassent en Suède le 63e degré de la même latitude, et atteignent même, un peu plus à l'ouest, les îles Schetland, voire même l'Islande. (Mackenzie). Il résulte de là, que la limite boréale des fièvres intermittentes est en quelque sorte représentée par la ligne isotherme, déterminée par une température annuelle de 5° centigrades, avec une moyenne de 0° en hiver et de 10° en été, ligne qui s'abaisse dans l'Asie centrale et dans l'Amérique du Nord au-dessous du 50e degré de latitude boréale, tandis que, entre ces deux continents et dans l'océan Atlantique, elle remonte jusque vers le 67e degré de la même latitude.

Le typhus semble n'appartenir qu'à l'hémisphère bo-

(1) Voyez, à ce sujet, un de nos mémoires sur les modifications dont nos institutions sanitaires sont susceptibles ; travail publié par ordre du Conseil de santé dans le *Recueil des Mémoires de médecine et de chirurgie militaires*, tome 47.

réal, et fuir même dans celui-ci les latitudes extrêmes. Au rapport de l'honorable docteur Guyon, il aurait été observé sous la zone torride, mais seulement sur des lieux élevés. Les relations médicales de voyages dans les pays chauds font à peine mention de cette maladie. D'après Blane, le typhus ne se rencontre aux Indes-Occidentales que par importation (1). M. Elliotson raconte que 146 personnes ayant été, en juin 1756, renfermées à Calcutta, pendant une nuit entière, dans une caverne de 18 pieds cubes, 123 individus périrent asphyxiés; les autres furent dangereusement malades, mais ne contractèrent pas le typhus. Howard fait observer que malgré l'encombrement des prisons de Venise et de Naples, cette maladie ne s'y manifeste pas, bien qu'une foule d'autres affections sévissent parmi les prisonniers. Le docteur Mounsey a fait la même remarque pour les prisons de St-Pétersbourg. On sait que les habitants du Kamtchatka sont réduits à rester blottis, pendant sept mois de l'année, dans d'étroites cabanes presque hermétiquement fermées, et dans lesquelles sont entassées leurs provisions de poisson à demi putréfié; eh bien, malgré de telles conditions, en apparence si favorables au développement du typhus, cette maladie leur est inconnue. Il en est de même des Groënlandais et des Esquimaux, que l'on trouve souvent atteints de scorbut et jamais de typhus.

« Dans les climats froids et pendant les saisons froides de l'année, dit Hildenbrand, la propagation du typhus diminue d'une manière sensible, et finit même souvent par cesser tout-à-fait.... Le froid est le plus sûr moyen préservatif contre le typhus, et l'usage des immersions

(1) *Such fevers have become epidemic there only in consequence of infection imported by ships under peculiar circumstances.*

ou des bains froids répétés de tout le corps, ou des frictions avec la neige, peuvent préserver d'un typhus commençant dans la période d'opportunité, et l'étouffer en quelque sorte dans son germe. » (*Traité du Typhus*, traduit par M. Gasc.)

En ce qui concerne l'observation de M. Howard au sujet de l'absence du typhus dans les prisons de Naples et de Venise, hâtons-nous de dire qu'il serait dangereux d'en inférer que l'encombrement des hommes ne provoque jamais le typhus. Par suite du manque d'un bon système de ventilation, rien n'est moins rare, dans certains hôpitaux du Midi, que le développement de la gangrène d'hôpital, ce typhus traumatique, chez les blessés, lorsque le nombre vient à dépasser un chiffre normal; et pourtant le typhus ne s'y observe pas. Nous avons vu l'encombrement des malades à l'hôpital militaire français de Madrid (1) produire la pourriture d'hôpital chez un très-grand nombre de blessés et de vénériens, sans parvenir à faire perdre un seul instant le caractère franchement inflammatoire (*inflammatio genuina*) aux maladies internes. Fallait-il conclure de ces faits négatifs à l'absence de rapports de causalité entre l'agglomération des hommes et la production du typhus? En aucune manière, et dans tous les cas le fait suivant aurait suffi pour nous détromper.

Lors du débarquement de l'armée française en Morée, en septembre 1828, trois bricks marchands furent réunis

(1) L'élévation de la capitale de l'Espagne à 603 mètres au-dessus du niveau de l'océan nous paraît pouvoir revendiquer une large part dans le non développement du typhus. Toujours est-il que la brigade française ayant reçu l'ordre d'évacuer Madrid le 16 janvier 1827, nous constatâmes, dès notre arrivée à Buitrago, à quatre étapes de cette ville, qu'avec la cessation de l'encombrement la pourriture d'hôpital avait disparu chez nos blessés.

dans la rade de Navarin pour servir d'hôpital provisoire, en attendant l'établissement à terre d'une centaine de tentes près de la rivière appelée Djalova. Deux jours s'étaient à peine écoulés, que déjà l'encombrement des malades dans l'entrepont des navires se révélait par la pourriture d'hôpital chez les blessés, par le typhus le plus grave chez les fiévreux. Un fait qui démontra jusqu'à l'évidence que ces accidents étaient provoqués par l'encombrement, c'est que nous les vîmes cesser simultanément avec ce dernier, c'est-à-dire aussitôt que l'établissement des tentes près de la Djavola nous permit de disséminer nos malades (1).

Chose digne de remarque, dans cette même campagne de Morée où un instant d'encombrement avait suffi pour déterminer le typhus, nous n'eûmes pas occasion de constater, parmi les nombreux malades de l'armée, un seul cas de dothiénenterie, alors que l'âge du service militaire est pourtant l'époque de la vie la plus favorable au développement de cette dernière maladie, ainsi que l'attestent ses ravages dans la grande majorité des

(1) L'empoisonnement miasmatique s'effectuait avec une telle rapidité que quatre à cinq heures suffisaient souvent pour changer du tout au tout l'aspect des malades, et pour substituer à l'affection la plus franche le typhus le plus intense. Les officiers de santé attachés au service de ces navires et respirant continuellement l'air empesté d'un entrepont dépourvu de toute ventilation, durent, comme on le pense bien, payer leur tribut à l'épidémie; aussi trois d'entre eux succombèrent-ils dans moins de douze jours. Un de mes collègues, M. Poel, attaché à bord du navire-hôpital, sur lequel je servais moi-même comme chirurgien sous-aide, fut pris de céphalalgie après avoir fait une distribution de médicaments; malgré les soins les plus empressés, il avait cessé d'exister le lendemain. Cette rapidité de la marche du typhus, que j'avais déjà observée pendant le blocus de Mayence en 1814, ne se rencontre jamais dans l'affection typhoïde.

hôpitaux de l'intérieur (1). Le silence gardé sur cette affection par le médecin en chef de l'expédition, M. Roux, confirme pleinement notre opinion sur l'extrême rareté de la dothiénenterie dans les diverses localités sujettes aux fièvres de marais, opinion qu'une observation de trois années en Afrique, ainsi qu'un examen attentif de plusieurs milliers de malades évacués de Morée, de l'Algérie et du Sénégal, sur France, semblent nous autoriser aujourd'hui à convertir en loi. Non-seulement aucun de ces nombreux malades, venant du dehors, n'arrive jamais à Marseille avec des symptômes de fièvre typhoïde, mais, bien mieux, tous se maintiennent, assez généralement, réfractaires à un haut degré à cette maladie, qui sévit presque toute l'année parmi les hommes de la garnison.

Le fait du développement du typhus (2), dans certaines localités où la fièvre typhoïde ne se présente en quelque sorte que par importation, nous semble constituer un nouvel argument en faveur de la distinction de deux maladies dont quelques pathologistes, de nos jours, se sont évidemment trop pressés de procla-

(1) M. Forget (*Traité de l'entérite folliculeuse*) croit avoir « prouvé que la fièvre typhoïde peut se développer en tous lieux (page 843). » Nos observations sur divers points de la France, de l'Espagne, de la Grèce et de l'Afrique, ne nous permettent pas d'admettre cette opinion. M. Forget, d'ailleurs, avoue lui-même (p. 450) que les éléments lui manquent « pour pouvoir prononcer sur l'influence des climats. »

(2) A Alger, nous n'avons pas rencontré un seul cas de fièvre typhoïde chez des individus ayant seulement un an de séjour dans ce pays, où cette maladie ne s'observe guère que sur les hommes arrivés depuis peu de certaines garnisons de France dans lesquelles domine la dothiénenterie (Marseille, par exemple). A Alger, nous avons vu plusieurs fois de véritables typhus se développer à la prison Bab-el-Oued sous l'influence de l'encombrement des condamnés militaires.

mer l'identité. Ce n'est pas ici le lieu de démontrer combien cette opinion est erronée; qu'il nous suffise, pour le moment de rappeler que l'agglomération des hommes, qui joue un rôle si important dans la production du typhus, reste étrangère à celle de la dothiénenterie; que la première de ses affections attaque indistinctement tous les âges, tandis que la dernière est spécialement affectée à l'âge adulte; que la lésion particulière de l'intestin grêle et de la rate, qui caractérise le dothiénenterie, manque dans le typhus (1); que la transmissibilité de ce dernier, de l'homme malade à l'homme sain, est un fait démontré, celle de la fièvre typhoïde étant plus que problématique; que la stupeur se manifeste dans le début du typhus, et ne se montre que beaucoup plus tard dans la dothiénenterie. Le typhus présente des pétéchies et une odeur de souris très-prononcée; ces deux signes manquent complètement dans la fièvre typhoïde. Le typhus peut amener la mort en vingt-quatre heures, jamais le dothiénenterie ne parcourt ses périodes aussi promptement; celle-ci est, sans contredit, une maladie grave, le pronostic du typhus est incomparablement plus sérieux (2). Disons, enfin, que la raison de la confusion dont ces deux maladies ont été l'objet est d'une part en ce que des épidémies de fièvres typhoïdes ont été décrites sous le nom de typhus, et *vice versâ*, et d'autre part en ce que l'agglomération d'un certain nombre de malades atteints, de fièvre typhoïde a pu déterminer chez eux des symptômes de ty-

(1) FLEURY, MM. KÉRAUDREN, GASC, ROCHOUX.

(2) A Torgau, la mortalité du typhus fut, d'après DESGENETTES, de 13,448 hommes sur 25,000; à Mayence, elle fut de 25,000 hommes sur 60,000. Dans cette dernière ville, que nous habitions pendant le blocus qui suivit de près la bataille de Leipsic, les quartiers les plus élevés furent les moins ravagés.

plus, sans effacer la lésion intestinale nécroscopique de la dothiénenterie.

La latitude géographique détermine également pour chaque maladie une prédominance de *forme* ; mais des circonstances modificatrices, en tête desquelles il faut placer l'action des saisons et des localités, altèrent incessamment l'état morbide du climat. En suivant l'évolution des manifestations pathologiques dans les trois zones principales, on reconnaît partout une concordance rigoureuse entre les constitutions météorologiques et les états morbides de l'année. Ceux-ci se composent de leurs caractères propres et des caractères transmis par les affections antérieures(1), ils se compliquent tant au début qu'au terme de chaque saison, par la pénétration réciproque des produits des deux saisons contiguës, et ils se dégagent, de même, graduellement des liens de leurs complications, pour se présenter, à leur apogée, avec le caractère propre de la saison, avec une grande variété de formes, il est vrai, mais sans changement de nature ou de fond ; ils subissent des modifications en rapport avec les localités et les intempéries, en un mot, ils s'harmonisent avec les qualités prédominantes de l'atmosphère.

Sous la zone tempérée, quatre états morbides distincts

(1) Personne n'a plus que M. Fuster insisté sur l'impérieuse nécessité de tenir compte des constitutions médicales *antérieures* dans la production des maladies régnantes. Nous renvoyons, pour de plus amples développement sur cette importante question, au savant ouvrage publié par ce médecin. (Des maladies de la France dans leurs rapports avec les saisons. Paris, 1839.) Ce que M. Fuster a fait sous le rapport du temps, nous avons tâché de le faire sous le rapport des lieux, en insistant sur la part que prennent, dans la production de certaines maladies, les localités antérieurement habitées. Voyez plus loin l'article *Latence*.

correspondent aux quatre saisons de l'année : inflammatoires en hiver, les affections deviennent catarrhales inflammatoires au printemps, bilieuses en été et catarrhales bilieuses pendant l'automne. Sous la zone torride, où règne en quelque sorte une saison unique, un été permanent, il n'y a aussi à la rigueur qu'une affection dominante, une affection bilieuse. Enfin dans les climats polaires, où l'été mérite à peine de compter, où un hiver très-long et très-rigoureux domine les autres saisons, là, et comme entre les tropiques, il n'y a aussi qu'une affection unique; seulement on comprend que si l'affection dominante de la zone torride est bilieuse, celle des régions polaires doit être éminemment inflammatoire.

La latitude géographique peut être considérée d'une manière générale comme exerçant une influence remarquable sur le *type* de certaines manifestations pathologiques. C'est ainsi que les maladies produites par l'intoxication des marais affectent, dans le nord, une allure intermittente avec prédominance du type tierce; ce type diminue de plus en plus de fréquence à mesure que l'on s'approche des pays chauds, où, sous l'influence de l'évolution annuelle, on voit l'intermittence tierce devenir d'abord quotidienne puis être remplacée successivement par les types rémittent et subintrant, qui finissent eux-mêmes par faire place, en été, au type continu. Cette proposition, qui pourra paraître étrange aux médecins accoutumés à n'observer les fièvres de marais que dans le nord de l'Europe, sera déjà mieux comprise par ceux qui auront pu suivre les fièvres de la Romagne ou de la Corse ; elle est hors de contestation pour tous les médecins qui ont eu l'avantage d'observer les phases successives de l'évolution épidémique annuelle dans les localités marécageuses de l'Algérie.

Il est même permis d'avancer que c'est pour avoir ignoré ou méconnu la propriété qu'ont les fièvres de marais de revêtir successivement tous les types, y compris le continu, que l'on a commis l'erreur, généralement répandue encore aujourd'hui, d'exagérer l'importance du type intermittent au point d'en faire la base du caractère différentiel des fièvres de marais. Erreur très-grave, puisque d'une part elle faussait les indications de la médication spécifique, adressée au type intermittent au lieu de l'être à la spécialité de l'intoxication, et qu'elle élevait d'autre part une barrière insurmontable entre les formes morbides aussi nombreuses que variées qui, sans acception de type, constituent le groupe nosologique des maladies paludéennes.

Il appartenait à la géographie médicale d'élucider cette immense question, de faire justice d'une erreur aussi préjudiciable à la science qu'à l'art, et de relier par l'indestructible lien de la parenté les membres épars et violemment séparés de la grande famille de la pathologie des marais.

Il est une maladie qui bien qu'appartenant spécialement à la race canine n'en est pas moins d'un très-haut intérêt pour l'homme, et qui semble peu compatible avec les latitudes extrêmes, nous voulons parler de la rage. Pendant plusieurs années de séjour en Algérie nous affirmons n'avoir pas rencontré un seul cas de cette maladie, et malgré le grand nombre de chiens qui gardent les douars des Arabes, malgré l'intensité de la chaleur dans ce pays, la rage y est, pour le moins, un événement très-rare (1). Lors du débarquement de

(1) On nous a assuré qu'en 1842 il s'était présenté quelques cas de rage en Algérie; cette maladie ayant sévi avec beaucoup d'intensité en Provence à cette même époque, peut-être ne s'est-elle montrée en Afrique que par importation.

l'armée française en Morée, nous rencontrâmes aux environs de Navarin une foule de chiens qui, ayant perdu leurs maîtres, s'étaient réunis en société et fuyaient à l'approche de l'homme. Ces animaux avaient en quelque sorte repris l'état sauvage, et plus d'une fois on les vit déterrer les cadavres de nos soldats pour les dévorer. Eh bien, là encore et malgré les plus fortes chaleurs, jamais nous n'entendîmes parler de rage.

Ce fait, d'ailleurs parfaitement en rapport avec le silence qu'a gardé HIPPOCRATE sur cette maladie (1), est d'autant plus remarquable que dans le midi de la France, et en Provence en particulier, elle se montre très-commune. Prosper ALPIN avait signalé l'absence de la rage en Egypte, remarque qui a été, depuis, confirmée par VOLNEY et LARREY. SAVARY a fait la même observation pour la Syrie et l'île de Chypre, ce qui nous explique le silence de l'Écriture sur la maladie dont il s'agit. D'après BARROW, cette maladie est très-rare au cap de Bonne-Espérance, ainsi que dans la Cafrerie (*Travels into the interior of Africa*). Plusieurs auteurs affirment qu'elle ne se montre jamais dans l'Amérique-Méridionale. Le docteur THOMAS (*Practice of physic*) qui avait demeuré longtemps aux Indes-Occidentales n'a jamais vu la rage dans ces contrées, et n'en a jamais entendu parler. D'après MOSELEY cependant, cette maladie, inconnue dans ces pays avant 1783, se serait manifestée *épidémiquement* à la Jamaïque ainsi qu'à Saint-Domingue, et avec une intensité telle, que les chiens arrivant d'Europe en

(2) De tous les auteurs ARISTOTE nous paraît être le premier qui ait parlé de la rage. (*Hist. animal.*, *lib. VII*, *cap. XXII.*) Mais il paraît avoir fort peu connu cette maladie, si l'on en juge par son opinion de la non transmissibilité de la rage du chien à l'homme.

étaient atteints à bord, *avant* de débarquer et par conséquent sans avoir communiqué avec les animaux de même race séjournant à terre. Quant aux pays froids, la rage, qui est encore assez commune dans la Lithuanie prussienne, se montre, au rapport de LAFONTAINE, extrêment rare en Pologne; mais on n'a jamais ou presque jamais entendu parler de chiens enragés à Archangel, à Tobolsk, ou dans la partie de la Russie situé au nord de Saint-Pétersbourg.

De ce qui précède il est permis de conclure que la latitude et la longitude géographiques exercent une influence prononcée, non-seulement sur la forme, le type et la gravité, mais encore sur l'existence elle-même des manifestations pathologiques.

CHAPITRE II.

De l'influence de l'élévation du sol sur les manifestations pathologiques.

De même que la latitude géographique, l'élévation du sol exerce une influence prononcée sur la forme, le type, et jusque sur l'existence des maladies. En ce qui regarde le premier point, on voit, par exemple, dans les régions équatoriales l'élévation du sol reproduire la série entière des états morbides qui caractérisent les divers climats. C'est ainsi, qu'au rapport de LEBLOND et M. de HUMBOLDT, les Cordillières, naturellement divisées en plusieurs étages de vallées offrent, à l'étage supérieur, qui correspond aux régions polaires, des maladies inflammatoires; l'étage immédiatement au-dessous, représenté par Quito, Santa-Fé-de-Bogota, etc., et remarquable par les continuelles vicissitudes de sa température, produit, à l'exemple de la zone tempérée, des affections catarrhales; enfin l'étage inférieur, véritable zone équatoriale, offre aussi la pathologie réelle des régions des tropiques, c'est-à-dire des affections bilieuses tantôt franches tantôt plus ou moins mariées avec l'intoxication des marais, suivant la nature sèche ou paludéenne du sol.

Nulle part dans le nord de l'Europe je n'ai vu la forme inflammatoire se dessiner avec plus d'intensité que sur le plateau des Castilles, un des plus élevés de l'Europe, et notamment à Madrid. Les climats continentaux, refroidis par les vents sont plus féconds en inflammations que les climats insulaires ou littoraux, à égale distance des tropiques, et ce fait justifie pleinement la judicieuse remarque de COELIUS AURELIANUS, d'après laquelle les saignées aggravaient les pleurésies d'Athènes et de Rome, et qu'elles réussissaient au contraire contre les pleurésies de Paria et de l'Hellespont.

Dans les localités marécageuses des pays chauds, on voit les fièvres produites par l'intoxication paludéenne, observer, sous le point de vue du type, de la gravité et du nombre, une marche progressivement décroissante à mesure que le terrain s'élève et de manière à produire la même série qui, sous ce triple rapport, se fait remarquer quand on étudie ces pyrexies de l'équateur au pôle; c'est ainsi que dans certaines régions marécageuses de l'Afrique on voit, en été et au niveau de la mer, les fièvres se manifester sous le type continu, puis à des hauteurs de plus en plus élevées se montrer successivement rémittentes, puis intermittentes, quotidiennes, tierces, etc., jusqu'à ce qu'une très-haute élévation vienne mettre un terme définitif à leur existence. La même série se reproduit exactement tous les ans sous l'influence des saisons. M. Bossi, ancien préfet de l'Ain, signale une influence très-remarquable de l'élévation du sol sur la mortalité des habitants de ce département. Ainsi, pendant les années 1802, 1803 et 1804, la mortalité a observé la progression suivante :

	Un décès annuel sur habitants :
Dans les communes de la montagne........	38,3.
Dans les communes de rivage.............	26,6.
Dans les communes de la plaine emblayée..	24,6.
Dans les communes d'étang ou de marais (1).	20,8.

(1) Chose digne de remarque, durant la même période, les mariages et les naissances suivirent dans les mêmes localités une progression en raison directe de la mortalité, c'est-à-dire, que plus cette dernière sévissait avec intensité, plus il y avait de mariages et de naissances ; ainsi il y eut :

	Un mariage annuel sur habitants :	Une naissance annuelle sur habitants :
Pour les premières communes,	179	34,8
Pour les deuxièmes, —	145	28,8
Pour les troisièmes, —	133	27,5
Pour les quatrièmes, —	107	26,1

Tant il est vrai que partout, et malgré son mépris pour la conservation des individus qu'elle laisse périr par myriades, la nature a pris les plus fortes précautions pour prévenir l'anéantissement des espèces! Un pied de pavot produit jusqu'à 32,000 graines, dont chacune peut à son tour donner naissance à autant de pieds de pavot ; on a compté 342,000 œufs dans une carpe, et Fontana avait calculé qu'il ne faudrait à une paire de harengs que dix ans pour remplir l'océan, et qu'il ne faudrait que quatre années aux germes replantés d'un seul pied de jusquiame pour couvrir la totalité de la terre habitable.

L'espace et l'aliment, voilà les deux éléments qui seuls concourent à la multiplication de l'homme ; sa faculté procréatrice se manifeste toutes les fois qu'elle n'est pas contrariée par les limites

Le niveau du sol exerce une influence analogue sur la fièvre jaune, la peste et le choléra ; la fréquence de ces maladies, comme celle des fièvres paludéennes, diminue

de ces deux éléments. Au rapport de FEIJOO, un homme et quatre femmes ayant échappé en 1590 à un naufrage, et abordé dans l'île des Pins, près de Madagascar, y multiplièrent au point qu'ils étaient 12,000 quand les Hollandais les découvrirent.

D'après FABRICIUS, lorsque le poisson s'éloigne des côtes de Norwége, la population de ce pays, qui en fait la base de sa nourriture, décroît ; si le poisson revient, la population se rétablit. SUSSMILCH a constaté qu'en Prusse les naissances, après l'épidémie meurtrière de 1709 et 1710, qui pourtant avait enlevé le tiers de la population de ce pays, atteignirent en 1711 le chiffre de 32,000, alors qu'elles n'avaient été que de 26,000 dans l'année 1708 qui avait précédé l'épidémie. Dans cette même année, le nombre des mariages avait été de 6,000 ; il fut de 12,000 en 1711 ; par contre, le nombre des décès, qui avant l'épidémie était de 16,000, tomba à 10,000.

M. de SISMONDI a combattu ce principe que la limite des moyens d'existence constitue aussi la limite réelle de la population. « Les MONTMORENCY, dit ce savant publiciste, n'ont jamais manqué de pain ; leur nombre aurait donc dû doubler tous les vingt-cinq ans. A ce compte, et en supposant que le premier MONTMORENCY est venu au monde en l'an 1000, dès l'an 1600 ses descendants auraient dû se trouver au nombre de 16,779,216. La France, à cette époque, ne comptait pas tant d'habitants. »

Mais, ainsi que J.-B. SAY le fait observer à juste titre, M. de SISMONDI confond ici les moyens d'exister, avec les subsistances. Il ne faut à une famille d'ouvriers, pour subsister, que du pain, de la soupe, quelques vêtements et un abri ; il faut, de plus, à une famille noble, des terres à partager entre les enfants, des pensions ou des places dont le nombre est limité, des mariages qu'on appelle convenables. La continence, qui dans les familles borne le nombre des enfants, agit avec d'autant plus de force que les familles craignent plus de déchoir dans la société. Si les MONTMORENCY n'ont jamais manqué de moyens d'exister, c'est précisément parce qu'ils en raison directe de l'élévation du terrain ; comme ces dernières, elles cessent d'exister à une hauteur dont le degré varie pour chacune d'entre elles. Il est facile d'entrevoir les belles applications pratiques auxquelles la connaissance de cette loi, trop méconnue jusqu'ici, est appelée à donner lieu, sous le double rapport de l'hygiène publique et du campement des troupes.

Il résulte des observations de M. de HUMBOLDT, que la limite supérieure de la fièvre jaune, sur les côtes de la Vera-Cruz est à 928 mètres au-dessus du niveau de la mer. Mais il ne faudrait pas en inférer que cette limite, qui est essentiellement déterminée par la température, se rencontre partout à la même hauteur ; elle varie, au contraire, suivant les localités, dont l'exposition modifie également, comme on sait, le domaine de la flore. Cette analogie est même telle, que l'on peut assigner à la fièvre jaune la limite de cette famille d'arbustes équatoriaux nommés mélastomes, et dont le séjour est beaucoup moins élevé sur les montagnes des Antilles que sur celles du continent américain. L'observation suivante de BLANE démontre qu'à Sainte-Lucie l'action meurtriere de la fièvre jaune fut réduite à la moitié de sa puissance, à une hauteur de 277 mètres ; d'où l'on peut induire qu'aux Antilles, la limite supérieure de cette maladie n'est pas au-delà d'une élévation de 550 mètres au-dessus du niveau de la mer.

Ainsi le 90e régiment anglais, campé à Sainte-Lucie, sur le morne Fortuné, à 840 pieds au-dessus du niveau de la mer, y perdit 271 hommes ; le 91e, qu'on avait ba-

se sont peu multipliés. Ce sont, après tout, les grandes familles qui se perpétuent le moins ; aussi, lorsqu'on croit ne pouvoir se passer de noblesse (chose dont les États-Unis se passent fort bien), on est toujours obligé de la recruter par des anoblis et par des alliances roturières.

roqué sur le penchant du morne, en perdit 318; et le 89e, qui s'était établi au pied de la montagne, et presqu'au niveau de l'océan équatorial, perdit 486 hommes. (*Facts and Observations, etc., in med. chir. transact. London*, tom. 3.)

Il est à cinq lieues de Constantinople un village situé sur la montagne d'Alem-Daghe, à une élévation d'environ 500 mètres au-dessus du niveau de la mer; jamais, au rapport du docteur Brayer, la peste ne s'y est manifestée; aussi ce lieu sert-il de refuge en temps d'épidémie aux habitants de la capitale de l'empire. Sur la même montagne, mais à une élévation moindre, on rencontre un autre village, mais qui ne jouit nullement de l'immunité du premier.

Il n'est pas rare, lorsque la peste décime à Constantinople la population des bas quartiers, de voir l'épidémie épargner les habitants des points élevés des sept collines sur lesquelles cette grande cité est bâtie. Malte possède également un point inaccessible jusqu'à ce jour à la peste, et qui, en raison de cette circonstance, a reçu le nom de *Safi* (pur). Enfin, les médecins de notre armée d'Orient n'avaient-ils pas signalé depuis longtemps l'immunité dévolue, en temps de peste, à la citadelle du Caire (1)?

(1) Dans un rapport daté du Caire et adressé par Desgenettes le 30 germinal an IX au général Bonaparte, on lit : « L'hôpital de la citadelle est bien tenu : la maladie contagieuse ne s'y est pas encore montrée. » (Hist. méd. de l'armée d'Orient.) Chose digne de remarque, MM. Pariset, Bally et François ont constaté une immunité analogue lors de l'épidémie de fièvre jaune de Barcelone, parmi les habitants de la citadelle de cette ville. Un médecin qui a longtemps habité l'Inde, m'a assuré que le choléra endémique y atteint à peine les habitants des positions élevées. Enfin, j'ai constaté moi-même une remarquable rareté et du type continu, et de la forme pernicieuse des maladies paludéennes, sur les lieux d'une certaine élévation.

On sait, dit M. le docteur Clot-Bey, qu'en 1835 le fléau épargna cette même citadelle ainsi que le village de Loumeldik, situé sur une élévation qui domine toute la presqu'île.

En ce qui regarde l'influence de l'élévation des lieux sur la marche du choléra, il résulte du travail de la commission nommée par le préfet de la Seine, que les quartiers les plus élevés de Paris, ayant une hauteur moyenne de 17,30 mètres au-dessus de la rivière, et renfermant une population de 249,175 habitants, ont perdu 4,624 cholériques ou 18,55 sur mille. Les quartiers les plus bas, au contraire, ayant une hauteur moyenne de 3 mètres seulement au-dessus de la Seine, ont compté 5,715 morts de choléra sur une population de 242,111 habitants, ou 23,60 sur mille ; d'où il suit, qu'il y a eu une différence de 5 morts sur mille en faveur des habitants des quartiers élevés. Toutefois il ne faudrait pas inférer de ce qui précède que le choléra épidémique subit la condition qui oblige le choléra endémique, la fièvre jaune, la peste et les fièvres de marais, à n'exister que dans les couches inférieures de l'atmosphère; loin de là, dès 1817, le choléra èpidémique exerçait ses ravages sur le plateau de Malwa, au centre de la presqu'île de l'Inde, et dont les villages sont situés à 900 mètres au-dessus de la mer. En 1818, il se montrait à Catmandou, dans le Népaul, au pied des monts Himalaya, à 1520 mètres au-dessus de l'océan, élévation qui équivaut à la hauteur du Puy-de-Dôme. Plus tard, il envahissait, dans un espace de 80 lieues, le plateau calcaire très-élevé qui est entre Schiraz et Ispahan. Enfin, en 1822, il avait atteint Erzeroum, dont l'élévation, estimée par le voyageur Brown à 2128 mètres au-dessus du niveau de la mer, équivaut par conséquent à la hauteur de l'hospice du mont Saint-Gothard.

De ces diverses observations, il était permis de conclure *à priori* que le choléra épidémique, puisqu'il n'épargnait pas les positions d'une hauteur si considérable, n'épargnerait point non plus les latitudes élevées, avec lesquelles on le croyait incompatible, en le considérant faussement comme identique au choléra endémique de l'Inde. J'ai établi, plus haut, que cette prévision ne s'était que trop réalisée, puisque le fléau a atteint le 65° degré de latitude boréale. Ce n'est pas tout : la présence du choléra épidémique sur des terrains très-élevés laissait pressentir qu'il ne s'arrêterait pas sous l'influence du froid des saisons. En novembre 1830 et par un froid de 16° au-dessous de zéro, il frappait à Moscou, dans une seule journée, 118 personnes, dont il faisait périr 60.

D'après M. SCHOENLEIN, le typhus de 1814 se serait manifesté jusque sur les points habités les plus élevés des Alpes, en y subissant toutefois une notable diminution sous le double rapport de la gravité et de la fréquence. (*Allgmeine und spezielle Pathologie und Therapie. Leipzig*, 1840.)

Dans les Alpes, le crétinisme et le goître semblent fuir les terrains très-élevés comme ceux dont le niveau se rapproche du niveau de la mer. Ainsi, dans la Maurienne, ces deux maladies se montrent fréquentes depuis Epierre à 158 jusqu'à Villarodin à 580 toises de hauteur. Mais il n'y a plus ni goîtreux ni crétins à Montmélian, situé à 134 toises, ni à Termignon, situé à 640 toises au-dessus du niveau de la mer. Toutefois, si cette dernière élévation constitue, dans les Alpes, la limite supérieure des deux formes pathologiques dont il s'agit, elle ne saurait être admise d'une manière générale pour tous les pays à crétins et à goîtres. Ainsi, dans le Nipal, les villages élevés de 500 à 2000 pieds comptent de 15 à 40 goîtreux sur 100 habitants, tandis que dans les vallées du bas, la proportion n'est que de 11 sur 100 (1). Dans les Cordillères de la Nouvelle-Grenade le goître et le crétinisme sévissent spécialement dans les localités d'une grande élévation : les habitants de Montuosa-Bassa et de Santa-Fé-de-Bogota, deux points élevés de plus de 2600 mètres au-dessus du niveau de la mer sont abîmés par ces deux maladies (2).

La diminution de fréquence et la disparition même complète de certaines formes nosologiques, sous l'influence des grandes élévations du sol, sont-elles l'effet de l'abaissement de température dont cette condition des terrains est toujours accompagnée, ou bien se lient-elles à la diminution de la pression atmosphérique? C'est ce qu'il n'est point permis de décider dès à présent, toutefois, nous inclinons à penser que ces deux circonstances de température et de pression, ainsi que la ventilation, peuvent les unes et les autres révendiquer leur part dans la modification imprimée à la pathologie. En tenant compte des conditions de latitude et de saison auxquelles l'existence des maladies est soumise, il est permis de considérer les diverses manifestations pathologiques comme subordonnées à des conditions thermométriques hors desquelles elles ne peuvent se produire. Or, on sait que l'exhaussement du sol entraîne toujours une diminution de la chaleur, à moins que son épanouissement en vastes plateaux ne rachète, par une irradiation de calorique, le froid causé par son élévation. Un exhaussement du terrain de cent mètres, détermine en général le même abaissement de température que provoquerait le rapprochement vers les pôles de un à deux degrés. Un degré de froid correspond sous la ligne à une éléva-

(1) Bramley. *Some Account of the Goitre of Nipal of the cis and trans-Hymalayan regions.* Calcutta, 1833.

(2) Boussingault, *Annales de Physique et de Chimie*, 1831.

tion de 219 mètres, dans les régions tempérées à environ 190 mètres, et en hiver à 70 mètres de moins qu'en été. Ainsi, par 46° de latitude, une élévation de 2000 mètres détermine la température de la Laponie. D'après ces considérations, est-il donc surprenant que des formes pathologiques que nous sommes accoutumés à voir successivement diminuer de fréquence, puis disparaître sous des latitudes plus ou moins élevées, cessent également d'exister à une certaine élévation au-dessus du niveau de la mer? Et, pour ne parler que du choléra, de la fièvre jaune et de la peste, doit-on s'étonner de les voir pâlir et s'éteindre sous l'influence de l'exhausement du sol, alors que ces maladies ne peuvent exister sous forme endémique à un certain degré de rapprochement des pôles?

Quant à l'influence que peuvent exercer sur les manifestations pathologiques les terrains situés au-dessous du niveau de la mer, c'est là, sans doute, un grand problème de géographie médicale, mais pour la solution duquel les éléments n'existent pas encore. En tout cas, un vaste champ est désormais ouvert aux investigations des médecins sur ce problème, aujourd'hui surtout qu'il est démontré par les récents et magnifiques travaux de M. de Humboldt, qu'une étendue d'environ dix-huit mille lieues carrées, située au nord-ouest de l'Asie, et comprenant la mer Caspienne et le lac d'Aral, se trouve à plus de quatre-vingt-dix-sept mètres au-dessous du niveau de la surface de l'océan, dans un état d'équilibre moyen. Cet énorme bassin qui ne saurait être mieux comparé qu'à ces grandes cavités observées à la surface de la lune, est attribuée par M. de Humboldt au soulèvement des chaînes de montagne environnantes de l'Himalaya, du Kuen-Lun, de Thian-Chan, et de celles d'Arménie et du Caucase, soulèvement qui, en minant le pays sur une si vaste étendue, aurait provoqué l'abaissement d'une autre partie du sol au-dessous du niveau ordinaire de le mer. Un événement d'une date peu éloignée a prouvé combien le niveau d'un pays est susceptible de changer: en 1822, une surface de terrain située dans l'Amérique du sud et d'une étendue égale à la moitié de la France, se trouva, par suite d'un tremblement de terre très-violent, soulevée de plusieurs pieds au-dessus de son ancien niveau. (*Transactions of the geological Society.*)

CHAPITRE III.

De l'influence de la structure géologique du sol sur les manifestations pathologiques.

Le sol, considéré sous le point de vue de sa structure géologique, exerce sur les manifestations morbides de l'homme une influence très-remarquable, et dont on ne saurait révoquer en doute la haute importance. Je me suis assuré que les communes du département des Bouches-du-Rhône dans lesquelles règnent endémiquement des fièvres intermittentes, se distinguent toutes par la nature argileuse de leur sol; et j'avais fait antérieurement maintes fois la même observation dans diverses localités de la Grèce et de l'Algérie. Dans le département de la Charente-Inférieure, on voit les fièvres intermittentes, ce fléau du pays, disparaître partout où le calcaire remplace accidentellement l'argile, pour se montrer de nouveau là où ce dernier constitue la base fondamentale du sol. Les communes calcaires les moins salubres de ce département, sont, d'après M. FLEURIAU DE BELLEVUE, celles qui reçoivent par les vents, les émanations de quelques marais mal desséchés, et aussi celles en très-petit nombre, dont le roc est couvert par une épaisse couche de terre fortement argileuse.

Dans la Zélande, le Bas-Poitou, le Mantouan, la Hongrie, le règne endémique des fièvres intermittentes correspond partout à un sol argileux; il en est de même au rapport de LINNÉ, (*Amœnit. acad.*, t. I., p. 81), dans l'Uplande, dans les plaines de la Scanie, dans la Sudermanie, la Gothie et la Pensylvanie; dans la Smolande, au contraire et dans les montagnes de la Scanie où l'argile est moins commune, la fréquence des fièvres d'accès diminue dans la même proportion: enfin dans la Dalécarlie, l'Angermanie, la Westrobothnie et la Laponie, où disparaît de plus en plus le sol argileux, les fièvres d'accès cessent également d'exister.

Une circonstance bien digne d'être signalée, c'est que la superposition de l'argile à un terrain de nature volcanique semble renforcer encore les conditions favorables à la production des fièvres intermittentes; les intéressantes recherches entreprises par BROCCHI et par HOFFMANN (1) sur la géologie du territoire de Rome, ont mis cette vérité hors de contestation. D'après M. PUCCINOTTI, le *malaria* se montre avec plus d'intensité dans les localités à sol volcanique, dont les étés présentent aussi une température plus élevée; les couches argileuses qui les recouvrent, en favorisant la stagnation des eaux qu'elles retiennent, unissent alors à une atmosphère brûlante l'élément de l'humidité. Le *malaria* se développe moins facilement dans les montagnes volcaniques de la campagne de Rome, qui, formées de roches

(1) HOFFMANN. *Sulla costituzione del territorio di Roma. Annal. di stor. nat. Bologna*, 1830.

absorbantes, n'entretiennent point l'eau à leur surface et ne communiquent pas à l'atmosphère l'humidité nécessaire; le *malaria* se développe encore moins dans les montagnes calcaires qui sont sans contredit les plus salubres (1).

L'absence des maladies d'origine paludéenne dans les terrains calcaires tient-elle exclusivement, ainsi qu'on l'a avancé, à ce qu'ils forment obstacle à la stagnation des eaux, en raison de l'inclinaison ordinaire et du percement profond du sol ? Il serait permis d'en douter, si, comme l'avance Schnurrer, on est parvenu à assainir les environs de Perth en Écosse, ainsi qu'à y diminuer le nombre et la gravité des fièvres intermittentes, en répandant une couche de chaux et de décombres de vieux édifices sur des champs argileux.

Dans une note adressée à l'Académie des sciences de Bruxelles, M. Caucny a insisté sur la prédilection qu'aurait montrée le choléra en faveur des localités offrant des rapports géologiques avec les terrains que l'on observe dans l'Inde, sur les bords du Gange, terrains alluviens et diluviens, tertiaires et secondaires. Tout en reconnaissant que le choléra ainsi que la peste et la fièvre jaune ne se rencontrent sous forme endémique que dans des localités dont la nature géologique du sol est celle de tous les pays où règnent endémiquement des fièvres paludéennes; cependant il faut bien avouer que cette même corrélation entre le sol et les maladies n'existe point pour le choléra dit épidémique, puisqu'on le voit apparaître au milieu des sables à Mascate dans la presqu'île Arabique, aussi bien que sur les plateaux calcaires et dépouillés de la Perse; au milieu des steppes nitreuses de la Tartarie, comme sur les rives argileuses du Gange, de l'Euphrate et du Volga.

(1) *Storia delle febbri perniciose*, Pisa, 1832.

La nature géologique du sol exerce également une remarquable influence sur l'endémicité de la peste. « Je vois, dit PUGNET, que l'Égypte entière n'est qu'un énorme bloc calcaire, et que l'argile qui recouvre ce bloc est un tribut étranger déposé successivement par chaque inondation du fleuve. » Or, nous ferons observer que c'est précisément dans la partie argileuse de l'Égypte que sévissent les fièvres intermittentes, et le terrible dem-el-mouïa, qui n'est autre chose qu'une fièvre pernicieuse, et enfin cette peste elle-même, dont nous démontrerons plus loin l'affinité de nature avec la famille nosologique produite par l'intoxication des marais.

Ab aeris vitio, avait dit PROSPER ALPIN, *pestis illa nascitur, et hoc, non nisi ubi Nilus immodice ea loca inundat.* Ceci est tellement vrai, que les diverses localités non argileuses échappent aux ravages endémiques de la peste, sans qu'il soit besoin, pour en acquérir la preuve, de quitter la Basse-Égypte. Au rapport de PUGNET, la citadelle du Caire, *bâtie sur le roc*, n'eut, malgré ses constantes communications avec la ville ravagée par le fléau, qu'un très-petit nombre de pestiférés, qu'il considère même comme y étant venus du dehors. Nous avons vu que cette immunité de la citadelle avait été observée de nouveau lors de la peste de 1835.

« On sait, dit M. GAETANI-BEY (1), que la peste ne se répand jamais au-delà d'Assuan, en raison de la différence de situation, de chaleur, de sécheresse et de nature du sol; tandis que ce fléau s'insinue avec la plus grande facilité dans les localités où l'eau reste stagnante par suite de l'absence ou de la négligence des canaux. C'est pourquoi Bassora et Bagdad sont devenus aujourd'hui le théâtre de la peste, dont elles étaient autrefois

(1) *Sulla peste che afflisse l'Egitto l'anno* 1835. *Napoli*, 1841.

épargnées grâce aux soins d'une administration prévoyante. »

Enfin, VOLTAIRE lui-même n'avait-il pas un pressentiment de la véritable cause de la peste, quand il écrivait à l'impératrice CATHERINE II : « On parle toujours de peste en Allemagne : on exige partout des billets de santé, et l'on ne songe pas que si l'on avait aidé V. M. à chasser cette année les Turcs de l'Europe, on aurait pour jamais chassé la peste avec eux. »

« Il est rare, dit PUGNET, de voir le germe de la peste éclore dans les lieux déserts et sablonneux, il s'y est néanmoins développé immédiatement après la rupture de la digue qui borne le lac Madieh.... Les lieux que la peste visite cette année, sont précisément tous les lieux humides..... Ghisah est exactement placé sur les bords du Nil et parfaitement inondé ; Ghisah a été beaucoup plus tôt infecté que le Caire. Salahieh n'a part à la distribution des eaux que longtemps après la capitale ; il n'a partagé ses maux qu'à une époque également reculée. »

D'après M. CLOT-BEY, on a vu, pendant la grande épidémie de peste de 1835, les régiments égyptiens campés dans le désert échapper, malgré le maintien des communications, presque complètement à la maladie, qui décimait la population de la capitale et des lieux circonvoisins.

Enfin, en examinant avec attention le sol des localités où la fièvre jaune se montre le plus endémique, on est frappé de son caractère presque constamment argileux. Quant au typhus, mes recherches ne m'ont point permis jusqu'ici de saisir la moindre coïncidence entre cette maladie et le caractère géologique du sol. J'insiste sur ce point, parce qu'il me paraît de nature à établir une nouvelle ligne de démarcation entre le typhus et la famille des maladies paludéennes (fièvre jaune, choléra, peste et fièvres de marais) que l'on a prétendu lui assimiler.

En comparant entre elles les localités de la Grande-Bretagne et de l'Amérique du nord, MITCHILL (1) crut remarquer que les localités à sol calcaire étaient incomparablement plus saines que celles à terrain argileux. Mais n'y a-t-il pas de l'exagération dans une telle appréciation ? Nous pensons qu'il eût été plus exact de ne point affirmer d'une manière si absolue la supériorité de salubrité des terrains calcaires, lesquels, pour être peu favorables à la production des fièvres d'accès, nous paraissent loin de justifier d'une manière générale la bonne réputation que prétend leur faire le médecin américain. M. NEPPLE nous semble avoir beaucoup mieux apprécié la question dont il s'agit, lorsque, après avoir proclamé la rareté de la phthisie pulmonaire dans la Bresse marécageuse, il insiste, en revanche, sur la fréquence de la diathèse tuberculeuse dans les pays de coteaux de cette province. Cette remarque est conforme en tous points à celle de RAMEL, qui, après avoir décrit la pathologie des marais de la Provence, dit textuellement : « qu'à la Ciotat et à Cassis, où il n'y a pas de marais, la phthisie pulmonaire est commune. » Pour notre compte, loin d'accorder au terrain calcaire le privilége que lui prête MITCHILL, d'une salubrité absolue, nous nous bornons à lui refuser les qualités exigées pour le développement des maladies paludéennes ; il est même permis d'avancer que dans une foule de localités de la zone tempérée, et sous la pression barométrique ordinaire, ce terrain se montre en quelque sorte comme signe géologique représentatif de la phthisie pulmonaire et de l'affection typhoïde.

Considérées au point de vue de leur topographie, ces deux dernières maladies, ainsi que nous l'avons démon-

(1) BRADLEY *and* WILLICH, *medical and physical Journal*, vol. 1, p. 258.

tré ailleurs, se montrent aussi congénères entre elles, qu'elles affectent l'une et l'autre de l'éloignement pour les maladies d'origine marécageuse. Depuis que nous avons insisté sur cette double loi d'*affinité* et d'*antagonisme géographiques*, de nouvelles et nombreuses observations, corroborées par l'opinion des autorités les plus imposantes, n'ont fait que nous démontrer de plus en plus la solidité du principe qui lui sert de base.

En ce qui concerne la fièvre typhoïde en particulier, ce n'est pas sans un certain étonnement que nous avons vu, dans une publication récente (1), M. SCHOENLEIN, en opposition avec nos vues, qu'il partage, au reste, complètement quant à la phthisie pulmonaire, prêter à la fièvre dont il s'agit, des rapports d'affinité ou de parenté (*Verwandtschaft*) avec les fièvres de marais. Notre surprise à cet égard est d'autant plus légitime, que les faits invoqués par le professeur de l'université de Berlin nous semblent infirmer l'opinion de la prétendue affinité, et corroborer au contraire celle de l'antagonisme que nous défendons.

« Ainsi, dit M. SCHOENLEIN, on voit apparaître les fièvres intermittentes sur les bords du Rhin, là où ce fleuve s'abouche au lac de Constance, où il y a ralentissement et stagnation de ses eaux; ces maladies sont remplacées par la fièvre typhoïde là où le terrain s'élève, par exemple, dans le canton d'Appenzell. »

Or, nous le demandons, à quel titre deux maladies s'excluant mutuellement et dont la manifestation endémique se lie à des conditions de sol tout-à-fait opposées,

(1) SCHOENLEIN'S *klinische Vortræge*. *Berlin*. 1842. Cet ouvrage, qui renferme les leçons de clinique médicale du célèbre pathologiste, a été rédigé avec un talent distingué par M. le docteur L. GUETERBOCK.

seraient-elles déclarées congénères et placées dans une seule et même famille nosologique?

Mais il est une autre considération qui tendait à infirmer le principe d'antagonisme : nous voulons parler de l'opinion inadmissible, mais qui depuis quelque temps semblait s'accréditer, et d'après laquelle la peste, le choléra et la fièvre jaune, maladies appartenant essentiellement à la famille des affections paludéennes, étaient violemment arrachées à ce groupe naturel, et recevaient gratuitement le titre mensonger de typhus d'Orient, d'Asie et d'Amérique. En effet, si ces trois formes pathologiques, qui ne se rencontrent d'une manière endémique que dans certaines localités paludéennes dans lesquelles dominent les fièvres d'accès, appartenaient réellement à la famille des typhus, la loi d'antagonisme que nous proclamons, ne serait évidemment qu'un vain mot.

Nous croyons avoir fait justice de ce solécisme nosologique en restituant les trois prétendus typhus à la pathologie des marais, et l'éloquent plaidoyer récemment présenté par l'infatigable Dr Chervin en faveur de l'identité de nature de la fièvre jaune avec les fièvres d'origine paludéenne, est venu prêter un nouvel appui à notre opinion.

Je me propose de revenir plus tard sur cette importante question, et de la traiter avec tout le développement réclamé par son importance La nature paludéenne du choléra endémique est à peine contestable; celle de la fièvre jaune vient d'être l'objet d'une démonstration remarquable à l'Academie royale de médecine; en ce qui concerne la peste, je me bornerai pour le moment à rappeler les considérations suivantes :

1° Le sol argileux le plus favorable au développement des fièvres de marais, est aussi celui des localités où règne endémiquement la peste.

2° On rencontre beaucoup de fièvres intermittentes et même des fièvres pernicieuses dont personne ne songe à contester la nature marécageuse, partout où la peste est endémique (1). Le typhus y est au contraire une maladie à peu près inconnue.

3° Sous l'influence du dessèchement des marais on a vu disparaître de Londres et de beaucoup d'autres lieux la peste à bubons, ainsi que les fièvres intermittentes graves qui y exerçaient autrefois de grands ravages.

4° La saison la plus favorable à la peste est aussi celle qui favorise et le nombre et la gravité des fièvres paludéennes.

5° L'inondation qui, en Égypte, met un terme à la peste, se comporte de la même manière dans les pays à fièvres intermittentes.

6° L'élévation du sol au-dessus du niveau de la mer, qui agit si puissamment sur le nombre, la gravité et l'existence des fièvres de marais, exerce la même influence sur la peste.

7° La suppression de la transpiration cutanée est une des causes *occasionnelles* communes aux deux formes pathologiques.

8° L'acclimatement (2), qui est sans influence sur le typhus, agit d'une manière efficace et identique dans le développement de la peste et des fièvres d'accès.

9° L'agglomération des hommes, qui est une condition

(1) Voyez, pour la Turquie, Brayer. *Neuf années à Constantinople*. Paris, 1836. — D'autre part, le dem-el-mouïa d'Égypte, décrit par Prosper Alpin et Pugnet, n'est autre chose qu'une fièvre pernicieuse.

(2) Pugnet, *op. cit.*, p. 76) dit : « non-seulement la peste s'était renfermée dans les murs de Damiette, mais encore elle n'y régnait que parmi les Français et les Grecs. »

indispensable de la production du typhus d'Europe, est sans action sur celle du prétendu *typhus* d'Orient.

10° Les épidémies de peste sont souvent précédées, suivies et même accompagnées de fièvres paludéennes (1).

11° La peste revêt très-souvent le type intermittent, plus souvent le type rémittent; on sait, d'autre part, que les fièvres de l'Algérie revêtent en été le type continu, sans cesser d'être de la même nature que les fièvres périodiques, d'où il résulte que le type de la peste, fût-il même toujours continu, n'aurait pas la valeur que l'on pourrait vouloir lui prêter (2).

12° On a souvent invoqué le bubon comme signe pathognomonique de la peste; mais d'abord ce signe prétendu caractéristique est loin de se présenter d'une manière constante dans la peste; ensuite, loin d'appartenir exclusivement à cette dernière, le bubon peut compliquer d'autres maladies, telles que la fièvre jaune, sans en changer ni la nature ni le nom (3).

(1) Il est *une autre espèce* de fièvre intermittente, dit PUGNET, non moins dangereuse que la peste, et qu'il faut bien en distinguer, quoiqu'elle règne *en même temps*; c'est le dem-el-mouïa.

(2) PUGNET cite un soldat de la 9e demi-brigade qui éprouva pendant trois mois des alternatives de peste à bubon et de fièvre tierce. « Cette maladie céda enfin aux toniques, *et surtout au quinquina à haute dose*...... Nous regardâmes, continue PUGNET, ces alternatives comme les effets *d'une seule et même maladie* qui revêtait différentes formes » D'un autre côté, M. BRAYER rapporte également un cas de peste qui se présenta sous forme de fièvre intermittente avec bubon. Le même médecin a traité, par le sulfate de quinine à haute dose, une fièvre pernicieuse à laquelle les parents du malade donnaient le nom de peste.

(3) Quand le bubon n'apparaît pas avant la mort, les Turcs disent qu'il se développera sous terre. Des bubons ont, d'ailleurs, été observés dans un grand nombre d'épidémies de fièvre

13° On a invoqué l'absence de récidives dans la peste; l'observation prouve au contraire que ces récidives ne sont rien moins que rares; d'un autre côté, je ne sache pas que l'on ait signalé une seule récidive de fièvre dite pernicieuse, chez le même individu: sans en nier la possibilité, j'affirme pour ma part n'en avoir pas rencontré un seul exemple.

14° La peste, dira-t-on peut-être, est contagieuse, et les fièvres de marais n'offrent point ce caractère; mais, d'abord, la contagion de la peste n'est rien moins que prouvée, ensuite l'influence de l'endémicité et de l'épidémicité rend compte, à elle seule, de tous les faits de peste jusqu'ici connus, et dispense de recourir au dogme de la contagion pour l'interprétation de la propagation de cette maladie. Que penser en effet d'une prétendue contagion qui s'effacerait en présence des conditions de lieux et de temps, que nous avons signalées?

15° On sait combien la lésion de la rate, absolument étrangère au typhus, est intimement liée aux maladies d'origine paludéenne; ce viscère est ramolli et considérablement augmenté de volume dans presque tous les cas de peste (1). Il est encore à remarquer que, dans cette maladie, l'ulcération de l'intestin grêle, lésion caractéristique de la fièvre typhoïde, ne se rencontre *jamais*.

16° En ce qui concerne la thérapeutique de la peste, les éléments nous manquent à peu près complètement; et cela se comprend, cette maladie ayant été, jusqu'à ce jour, considérée et traitée tantôt comme typhus, tantôt

jaune : à la Martinique, par LABAT, DAVIDSON, SAVARESI et M. MOREAU DE JONNÈS ; à Rochefort, par CHIRAC ; à la Barbade, par HUGHES : à Minorque, par CLEGHORN, etc.

(1) CLOT-BEY, *op. cit.*, p. 83 et GAETANI-BEY, p. 70. Ce dernier auteur dit : *La milza era quasi sempre il doppio del suo volume, e spesse volte di più ; il suo parenchima era rammollito.*

comme gastro-entérite, et n'ayant subi en conséquence d'autre médication que le traitement indiqué par ces deux affections. N'est-il pas permis de rapporter, au moins en partie, à une telle pratique les résultats thérapeutiques si peu encourageants réalisés jusqu'ici? On serait tenté de le croire en voyant PUGNET se louer des excellents effets par lui obtenus, dans le traitement de la peste, au moyen du quinquina administré d'après la méthode de Torti, c'est-à-dire à haute dose (1).

De toutes les considérations qui précèdent, je me crois autorisé à inférer : 1° que la peste n'a rien de commun avec le typhus, et que conséquemment la dénomination de typhus d'Orient tend à consacrer une erreur grossière; 2° que de nombreux arguments militent aujourd'hui en faveur du rapprochement de la peste de la famille nosologique des maladies produites par l'intoxication des marais.

Mais revenons à l'influence du sol sur les manifestations pathologiques. Au rapport du docteur John M'CLELLAND, la fréquence du goître dans le pays de Shore (Indoustan) coïncide d'une manière si frappante avec la constitution géologique du sol, qu'avec la connaissance du caractère des roches, on peut prédire si les habitants d'une contrée sont atteints ou exempts de cette maladie. Les lieux qui en sont affectés avoisinent les roches de calcaire disposés parallèlement le long des chaînes centrales formées de schiste argileux; les habitants de ces dernières chaînes ne deviennent goîtreux qu'autant que

(1) L'insuccès du quinquina dans le traitement de la peste ne prouverait pas d'ailleurs l'absence d'analogie entre cette affection et les maladies d'origine paludéenne. Rien n'est moins contestable que l'identité de nature de la colique et de l'épilepsie saturnines, et pourtant chacun sait que le traitement appliqué à la première de ces deux formes de l'intoxication par le plomb, se montre impuissant contre la dernière.

l'eau dont ils font usage provient des roches calcaires. Cette remarquable coïncidence devient encore plus saisissante, quand des grandes divisions du pays on passe à l'examen des conditions des villages voisins, ou mieux encore à celui de deux portions d'un même village, où, tantôt par la disposition des lieux, tantôt par la division des naturels en castes, on voit l'usage d'eaux différentes, ici frapper de goître toute une population, là au contraire l'épargner. On rencontre, dans la vallée de Roilputty, deux villages bâtis l'un et l'autre sur une roche schisteuse et peuplés chacun de 20 habitants : dans l'un des villages, l'eau provient d'une fontaine entourée de roches calcaires; le tiers des habitants y est crétin, et six sont goitreux; dans l'autre, situé à un demi-mille plus loin, l'eau de la source précédente n'arrive qu'après avoir déposé ses principes délétères : il n'y a ici ni crétinisme, ni goître. La partie orientale de la vallée de Baribice est assise sur le schiste argileux; on n'y rencontre pas un goîtreux; l'autre partie, où apparait çà et là la roche calcaire, présente soixante-dix goîtreux sur une faible population de cent quatre-vingt-douze habitants. Ager, dont l'eau provient d'une mine de cuivre renfermée dans le terrain calcaire, compte vingt crétins et quarante goîtreux, tandis que le village Dncygong, qui tire son eau du schiste argileux, ne présente pas un seul malade. Enfin, en suivant une ligne entière parcourue par une bande de calcaire magnésien, Inglis a vu le goître se produire avec une constance qui ne s'est démentie que sur le bord de la mer.

Esquirol s'était demandé si la dénomination de crétin ne viendrait pas de *crétine*, qui, dans le vieux langage, signifiait alluvion. N'aurait-on pas, dit-il, transporté ce nom à des individus devenus infirmes pour avoir habité au milieu de terres d'alluvion? Pour notre compte, nous croirions trouver dans le mot latin *creta*, craie. une étymologie plus vraisemblable et qui aurait en sa faveur, indépendamment de la ressemblance vocale des deux mots, la coïncidence de la maladie dont il s'agit avec les terrains calcaires. Loin de nous toutefois la pensée de rapporter à une cause unique et toujours identique le développement du goître et du crétinisme; ce serait évidemment retomber dans une exclusion justement reprochée à la majeure partie des pathologistes qui se sont occupés de l'étiologie de ces deux affections. Nous n'avons pour le moment d'autre but que celui de fixer l'attention sur les rapports de coïncidence qui s'observent entre les conditions géologiques du sol et la pathologie spéciale propre à certaines contrées.

C'est peut-être ici le lieu d'insister sur la haute influence que peuvent exercer dans certaines circonstances les eaux, dont la composition n'est après tout que l'expression de la qualité du sol, sur les formes et jusque sur l'intelligence de l'homme. Ainsi, tandis que l'eau marécageuse, absorbée, soit en vapeur, soit en boisson, provoque un teint particulier de la peau, développe l'hypertrophie de la rate, et imprime aux fonctions encéphaliques des modifications remarquables, l'on voit l'usage d'une eau d'une autre qualité, plus ou moins aidé par un concours de circonstances météorologiques, déterminer le gonflement du corps thyroïde, et conduire l'homme progressivement au degré de dégradation, sous le triple rapport physique, intellectuel et moral. Or, si le sol est capable de produire de telles modifications, est-ce donc abuser de l'induction que de lui reconnaître, une puissance analogue dans le sens du perfectionnement matériel et fonctionnel des individus?

J'ai émis, il y a à peine un an, la proposition suivante : « La quantité et la qualité du fluide nourricier déterminent les manifestations matérielles et fonctionnelles de tout être, tant végétal qu'animal, en tant que vivant. » (Traité des fièvres, p. 485). Depuis la proclamation de ce principe de physiologie générale, dont l'application m'a été du plus grand secours dans l'interprétation des manifestations pathologiques produites par l'intoxication des marais, une foule d'observations nouvelles sont venues chaque jour me convaincre de plus en plus de la vérité de cette loi, et tout récemment M. Royer-Collard en a présenté une remarquable application à la nutrition, dans une lecture faite à l'Académie de médecine, sur les moyens de modifier artificiellement les formes vivantes par le régime.

Ainsi, chacun sait que, sous l'influence d'une alimentation particulière, les organes sexuels de la plante sont changés en pétales. Si l'on offre au végétal l'acide carbonique et toutes les matières dont il a besoin excepté l'azote, il produit, selon M. Liebig, des feuilles, mais point de graines; du sucre et de la fécule, mais point de gluten. Des melons arrosés avec du purin ont pu acquérir jusqu'à 43 livres en poids, avec une circonférence d'un mètre 26 centimètres. Dans le règne animal on voit, chez les abeilles, la seule influence de l'alimentation changer des larves de femelles en neutres, et de neutres en femelles. Par une répartition inégale de la chaleur sur des œufs de poulet on détermine des monstruosités calculées d'avance. La privation d'air et de lumière permet aux têtards d'acquérir un volume monstrueux, mais les empêche de se convertir en crapauds ou en grenouilles. Par la castration, aidée de l'immobilité du repos dans de la mousse imbibée d'eau, on parvient à donner aux poissons un volume extraordinaire. « Si l'on peut ajouter foi, dit M. Ollivier

(d'Angers) à l'exemple du jeune Maccroth, élevé par l'évêque de Berkeley, le genre de nourriture pourrait déterminer l'élévation anormale de la taille. » Enfin, la préparation appelée *entraînement*, que l'on fait subir en Angleterre aux boxeurs et aux coureurs, préparation qui provoque les changements les plus surprenants non-seulement sur le physique, mais encore sur les fonctions cérébrales de l'homme, ne s'opère-t-elle pas, de toute évidence, au moyen d'une modification dans la crâse du sang, obtenue par le changement de l'aliment ingéré et l'exagération de certaines sécrétions.

Quoiqu'il en soit des changements provoqués dans l'homme, tant physique que moral, sous l'influence de la modification de son fluide nourricier, l'action exercée par les circonstances géologiques est loin d'être exclusivement directe; en y regardant de plus près, on s'aperçoit que la qualité du sol doit agir encore d'une manière remarquable sur l'organisme, par son influence, non-seulement sur la température des lieux, mais encore sur les produits des règnes végétal et animal. Je me borne, pour le moment, à indiquer cette action médiate du sol, me réservant de lui donner plus tard le développement exigé par son importance.

CHAPITRE IV.

De l'influence des eaux sur les manifestations pathologiques.

A l'influence de la structure géologique du sol sur l'organisme, se rattache naturellement l'étude de l'influence des eaux qui, soit à l'état de vapeur répandues dans l'atmosphère, soit à l'état de boisson, établissent une communication aussi directe qu'incessante entre le sol et l'homme. Cette étude des eaux, tant recommandée par le Père de la médecine, est loin d'avoir obtenu dans ces derniers temps toute l'attention qu'elle méritait, alors cependant que les immenses progrès de la chimie lui promettaient un nouvel intérêt. L'étiologie des maladies endémiques y a beaucoup perdu, et c'est là une énorme lacune qu'il faudra se hâter de combler. Déjà l'étude des eaux de divers points de l'Algérie a répandu une vive lumière sur les maladies de ce pays, et l'analyse des eaux d'Oran a fourni en quelque sorte la preuve matérielle d'une étiologie des dysenteries endémiques que l'induction avait depuis longtemps entrevue.

En effet, on comprend parfaitement qu'Oran, éloignée de tout foyer marécageux, fût exempte des fièvres qui dominent à Bone et à Alger; malgré la différence si prononcée de température dans les divers quartiers d'Oran, circonstance qui, au dire de quelques observateurs superficiels, devrait cependant suffire pour produire des fièvres intermittentes endémiques. Les hommes sensés accoutumés à rencontrer partout, en y regardant de près, la justification de ces fièvres dans la présence du miasme paludéen, trouvaient toute naturelle l'immunité de cette ville. Mais à quelle cause devait-on rapporter, à Oran, la fréquence de la dysenterie, maladie qui, à l'est d'Alger jusqu'à la frontière de Tunis, constitue, au contraire, une forme pathologique exceptionnelle. Depuis longtemps l'induction rapportait cette cause à la qualité des eaux; mais, il faut bien le dire, ce n'était là qu'une présomption que les données chimiques ont permis de convertir en certitude. L'analyse fournie par M. Delestre démontre, en effet, que les eaux d'Oran présentent depuis huit jusqu'à vingt-une fois la proportion de résidu de l'eau de Seine prise pour unité de pureté, tandis que l'eau d'Alger, analysée par M. TRIPIER, ne présente guère que deux fois cette même proportion. Est-il dès-lors surprenant que l'usage répété de cette eau, dont le résidu est représenté en grande partie par des sels de chaux, de soude et de magnésie, prédispose l'organisme d'une manière toute spéciale aux flux intestinaux, et que l'équipage des navires en station dans la rade d'Oran, mais faisant usage d'eau puisée à Marseille ou à Toulon, échappe au contraire à ce genre de maladies? Pour compléter les données de la chimie par les lumières de la physiologie expérimentale, depuis longtemps j'avais projeté de me soumettre moi-même, à Marseille, c'est-à-dire loin du foyer de l'endémicité, à l'usage des eaux d'Oran. La difficulté de me procurer de ces eaux m'a forcé sinon d'abandonner, du moins d'ajourner mes expériences à ce sujet.

En ce qui concerne les eaux des provinces situées à l'est d'Alger, le hasard nous a fourni, il y a huit ans, un déplorable exemple de toute la puissance de leur propriété pyrétogénésique. Voici le fait, il mérite d'être rappelé à plus d'un titre, car il atteste à la fois et la matérialité de la cause productrice des fièvres intermittentes, et sa transportabilité à de grandes distances, en même temps qu'il répand une vive lumière sur la question si controversée des voies par lesquelles peut s'opérer l'intoxication.

Au mois de juillet 1834, et par un temps magnifique, huit cents militaires, tous en bonne santé, répartis sur trois navires, quittent Bone pour rentrer en France. Sur cent vingt hommes embarqués à bord du navire sarde l'*Argo*, treize succombent pendant la courte traversée à des fièvres pernicieuses, et sont jetés à la mer; quatre-vingt-dix-huit autres, provenant du même bâtiment, sont, aussitôt leur arrivée à Marseille, transportés à l'hôpital militaire du lazaret de cette ville, offrant à peu près toutes les formes, toutes les nuances, tous les degrés de la pathologie propre aux localités marécageuses. A voir la physionomie tout à fait insolite, pour Marseille, de tous ces malades, on aurait dit que le golfe du Mexique, le delta du Gange, les marais du Sénégal et de la Hollande s'étaient donné rendez-vous à bord de l'*Argo.* En effet, à côté d'une fièvre intermittente simple, on voyait une fièvre pernicieuse; ici c'était la forme ictérique rappelant la fièvre jaune des Antilles, là c'était le choléra du Gange avec ses traits les plus hideux.

C'était précisément à cette époque qu'une ordonnance royale avait réduit de dix à six jours la durée des quarantaines à imposer aux provenances de l'Algérie; or, l'intendance sanitaire de Marseille, très-peu consultée dans l'adoption de cette mesure pleine de sagesse, ne pouvait laisser passer une si belle occasion pour tenter de ressaisir son ancienne omnipotence, qui venait de recevoir un si rude échec. Sans qu'un seul de nos malades n'eût été visité, ni par le président-semainier, ni par les médecins de l'administration, l'intendance sanitaire décréta qu'il n'y avait pas lieu d'appliquer aux militaires l'ordonnance royale précitée, et aussitôt le bruit se répandit en ville que le *typhus* régnait au lazaret. Grâce cependant à l'emploi du sulfate de quinine, le prétendu typhus ne tarda pas à disparaître, et après quelques jours de ce traitement tout le monde, à part quatre hommes qui succombèrent à des accès pernicieux, entra en pleine et franche convalescence.

Que s'était-il passé, et comment de trois navires partis de Bone le même jour et arrivés ensemble à Marseille, soumis aux mêmes influences atmosphériques, un seul avait-il été si cruellement éprouvé? Comment surtout concilier l'apparition en pleine mer d'une véritable endémie marécageuse parmi les militaires passagers de l'*Argo*, avec la santé restée intacte de l'équipage de ce navire? Il n'y avait pas à invoquer ici de prétendues vicissitudes atmosphériques, qui, eussent-elles existé réellement, auraient par leur action sur 800 hommes d'origine identique, provoqué sur tous des résultats également identiques, tandis que les passagers militaires arrivés à bord des deux autres bâtiments avaient conservé toute leur santé. La circonscription des accidents à bord d'un seul navire excluait ici formellement toute supposition d'une cause générale, et commandait au contraire des investigations locales. A bord des trois navires, même atmosphère, même couchage, même alimentation ; mais en revanche différence notable dans l'eau servant de boisson. En effet, à bord de deux navires une eau excellente avait servi de boisson tant aux militaires qu'aux matelots; sur l'*Argo*, au contraire, l'équipage avait fait usage d'une eau de bonne qualité composant sa provision particulière, tandis que les militaires, réduits à boire une eau puisée dans un lieu marécageux près de Bone, et embarquée avec précipitation au moment du départ, avaient absorbé en solution aqueuse et par le tube digestif, la même matière qui, sous forme de vapeur répandue dans l'atmosphère et sous le nom de miasme, constitue la cause la plus commune des fièvres endémiques du littoral de l'Algérie. En d'autres termes, l'intoxication qui, dans les circonstances ordinaires, s'opère par la surface pulmonaire, s'était opérée ici par la voie gastrique. L'eau marécageuse était si bien la cause productrice des accidents survenus à bord de l'*Argo*, que neuf militaires, ayant acheté de l'eau à des hommes de l'équipage, durent à cette précaution d'échapper à l'empoisonnement de leurs camarades, et furent seuls dispensés d'entrer à l'hôpital à leur arrivée au lazaret de Marseille.

LINNÉ, qui avait déjà entrevu les rapports de coïncidence des fièvres d'accès avec le caractère argileux du sol, pensait que c'était en agissant sur la qualité des eaux servant de boisson, que le terrain déterminait ce genre d'endémicité pathologique. D'après cet illustre naturaliste, les eaux charrient beaucoup d'argile au printemps et pendant l'automne, et c'est aussi dans le cours de ces deux saisons que règne la fièvre intermittente. « Les potiers de terre, ajoute-t-il, travaillant constamment l'argile avec les pieds et les mains éprouvent dans ces parties, une sorte de fièvre intermittente particulière à laquelle on pourrait donner le nom de *fièvre des potiers.* » (*Amœnit. academ.*)

Tout en reconnaissant à l'eau marécageuse la propriété de produire, aussi bien par sa pénétration à l'état liquide, que par son introduction à l'état de vapeur par les organes pulmonaires, la série entière des maladies qui caractérisent les pays de marais, il m'est, néanmoins, impossible d'admettre que l'eau agisse dans cette circonstance en vertu de la proportion d'argile qu'elle peut contenir en suspension. On attribue aujourd'hui assez généralement l'influence délétère des marais à la matière organique qu'ils renferment à l'état de décomposition; mais c'est là encore une simple assertion qu'aucun fait ne démontre, et contre laquelle protestent au contraire de nombreuses observations. Ainsi, il est facile de s'assurer qu'une foule de localités, manifestement marécageuses et donnant naissance à de nombreuses fièvres d'accès, ne présentent pas la moindre odeur de matière organique en décomposition, tandis que le bassin du port de Marseille, qui, indépendamment de sa fétidité presque proverbiale, présente encore une des conditions considérées comme les plus favorables à l'aggravation des pyrexies périodiques, c'est-à-dire, un mélange d'eau douce et d'eau salée; ce bassin, dis-je, ne produit pas une seule fièvre intermittente, ni chez les nombreux habitants du quai, ni chez les marins, ni enfin chez les militaires casernés dans les forts Saint-Nicolas et Saint-Jean, placés à l'entrée du port. Ajouterai-je que ce genre de maladies est inconnu à cette classe d'individus qui passent leur vie au milieu des émanations putrides dégagées par la matière organique en décomposition : je veux parler des égouttiers. Sur ce point les investigations auxquelles je me suis livré à diverses reprises, sont, quant à leur résultat, tout à fait conformes à celles de PARENT-DUCHATELET qui a tant insisté sur cette importante vérité. J'ai fait connaître ailleurs ce qu'il est permis de penser de la nature du miasme producteur des fièvres intermittentes, et je me borne pour le moment à y renvoyer le lecteur.

Au rapport de PUGNET, l'eau du Nil, tant pendant l'extrême abaissement que lors du débordement de ce fleuve, détermine sur le tronc et les membres supérieurs, chez ceux qui s'en servent habituellement comme boisson, une affection cutanée qui se renouvelle chaque année à la même époque. Cet auteur, qui, en ne buvant que de l'eau de citerne, recueillie avant l'accroissement du Nil, avait échappé à cette éruption en l'an VI, en fut l'année suivante couvert de la tête aux pieds, pour n'avoir bu que de l'eau nouvelle. VOLNEY pense que les eaux jouent un rôle important dans la production du bouton d'Alep, que l'on retrouve dans quelques lieux du Diarbekr et même dans certains cantons près de Damas, où le sol et les eaux offrent les mêmes apparences qu'à Alep.

La diminution des proportions normales d'oxygène dans l'eau servant de boisson, a paru à M. BOUSSINGAULT constituer la cause du goître. L'analyse de l'eau recueillie dans plusieurs localités élevées des Cordillières, où le goître sévit endémiquement, a fourni par litre 11.8 cent. cubes d'air, et, après une exposition à l'air de 24 à 72 heures, 14,2 cent. cubes, au lieu de 35 cent. cubes qu'elle doit contenir normalement. L'eau de pluie elle-même, qui, en traversant l'air sous forme de gouttelettes, est pourtant dans la condition la plus favorable pour retenir ce fluide, ne présentait à Santa-Fé-de-Bogota que 3 cent. cubes d'acide carbonique, et 14,2 d'air. Tout en tenant compte de cette diminution si remarquable de l'élément atmosphérique dans l'eau servant de boisson dans les localités à goître, fait dont la constatation est due aux savantes recherches de M. Boussingault, nous pensons néanmoins que la production du goître reconnaît pour cause un élément moins négatif que celui de la désoxygénation de l'eau; nous n'en voulons d'autre preuve que le fait d'immunité observé par l'auteur même que nous venons de citer, chez une famille ayant l'habitude de conserver l'eau du Guali pendant trente à quarante heures avant d'en faire usage. Si une telle pratique est propre à faire déposer les éléments terreux, en revanche elle est évidemment bien peu de nature à donner à l'eau l'oxygène qui lui manque.

Un fait bien remarquable, c'est assurément la propriété que possède l'eau de mer, de devenir potable en se dépouillant de son sel par la congélation. Dans son second voyage, Cook en fit même une abondante provision pour son équipage. « Seulement, dit Forster, comme l'air fixe en avait été éliminé, tous ceux qui burent de cette eau éprouvèrent une enflure des ganglions du col : l'eau de neige et de glace produit toujours cet effet. »

CHAPITRE V.

De l'influence du séjour antérieur. Période de latence de quelques maladies.

De même qu'il s'écoule souvent un temps assez long entre l'introduction de diverses substances toxiques dans l'économie et la manifestation de leurs effets pathogénétiques, de même aussi certaines maladies peuvent se développer loin des lieux dans lesquels elles ont été contractées, et longtemps après l'action des causes qui les avaient fait naître. Nous appellerons période de *latence* le temps pendant lequel l'organisme conserve la faculté de produire une maladie, après avoir subi l'influence dont cette dernière constitue l'expression et l'effet. La durée de cette période diffère selon une foule de circonstances, en tête desquelles il faut placer la nature même de la cause pathogénétique. Ainsi, tandis que la durée de l'état de latence ne dépasse pas, en général, un petit nombre de jours, dans la variole ou la syphilis; on voit, au contraire, cette période se prolonger au-delà de plusieurs mois, et je dirai même au-delà d'une année pour le bouton d'Alep et les maladies de marais.

La fièvre typhoïde, dont l'étiologie est encore entourée de tant de ténèbres, possède-t-elle aussi sa période de latence? On serait fortement tenté de le croire, si l'on considère qu'elle se rencontre dans des localités habituellement et actuellement exemptes de cette maladie, chez des individus qui souvent ont quitté depuis plusieurs mois un foyer de fièvres typhoïdes. Ainsi, un régiment vient-il à quitter une garnison de France sujette à l'entérite folliculeuse pour se rendre à Alger, on voit alors ordinairement cette maladie se développer chez un certain nombre d'individus pendant la traversée ; d'autres n'en sont atteints qu'à leur débarquement ou quelques semaines, rarement quelques mois plus tard ; enfin, la constitution typhoïde, de plus en plus masquée, puis débordée par l'influence paludéenne, finit par s'éteindre complètement, à tel point qu'il n'existe peut-être pas un seul exemple de fièvre typhoïde chez un individu ayant habité, sans interruption et pendant un an, le littoral marécageux du nord de l'Afrique. En un mot, de même que les régiments venant de la partie fiévreuse de l'Algérie conservent en France, pendant un temps plus ou moins long, la constitution médicale de leur séjour antérieur, de même aussi, les régiments quittant la France restent en Afrique, et pendant un temps d'une durée variable, sous l'influence de la constitution qui dominait au point de leur départ.

M. le docteur Laveran, dont le court séjour à Alger a coïncidé avec l'arrivée de plusieurs régiments français en Afrique, lors de la reprise des hostilités avec Abd-el-Kader en 1840, a pu, favorisé par la spécialité des circonstances, rencontrer une proportion tout-à-fait insolite de fièvres typhoïdes ; mais, au lieu de les rattacher au séjour antérieur, il a cru pouvoir « généraliser ce qu'on a supposé d'abord spécial à Paris », et en faire des maladies « d'acclimatement », c'est-à-dire, les rattacher au séjour *actuel*. Mais, pour que cette interprétation fût rigoureuse, il faudrait que l'entérite folliculeuse fût une maladie dominante à Alger, comme elle l'est à Paris, à Strasbourg, à Marseille, localités dans lesquelles on la voit frapper aussi bien l'habitant né dans la localité que le nouveau débarqué. Or, M. Laveran constate lui-même que : « pas un seul de ses malades n'avait plus de huit mois de séjour à Alger », circonstance qui exclut, selon nous, tout rapport de causalité entre la maladie signalée et le dernier séjour, en même temps qu'elle établit, au moins, une très-forte présomption en faveur de l'action pathogénésique du séjour antérieur. A notre sens, il n'est pas plus permis de rapporter la fièvre typhoïde à l'arrivée récente à Alger, qu'on ne saurait attribuer à l'arrivée récente à Marseille les nombreuses fièvres qui frappent dans cette place les militaires venant d'Alger.

Nous avons pu nous assurer, à diverses reprises, que les troupes venant des localités marécageuses de la France à Alger ou à Bone, n'étaient nullement assujetties dans ces deux villes au tribut de la fièvre typhoïde.

Un régiment arrive-t-il, au contraire, du littoral africain à Marseille, où les maladies de poitrine et l'entérite folliculeuse constituent les maladies dominantes de la garnison, loin de produire immédiatement ces formes nosologiques, cette masse d'hommes s'y montre, au contraire, réfractaire pendant un temps, variable en durée, mais qui est susceptible de se prolonger au-delà d'une année. Dans cette circonstance, de deux choses l'une : ou le régiment arrive de la partie marécageuse du littoral africain, et alors les maladies dominantes sont celles qui dominent dans toutes les localités paludéennes; ou bien, le régiment arrive d'Oran, où domine, comme on sait, la forme dysentérique, et alors les flux de ventre continuent de rester la maladie dominante, et n'épargnent pas même ceux qui leur avaient échappé en Afrique.

On comprend combien la connaissance de la faculté que possède l'organisme de produire loin du foyer, et pendant fort longtemps, des maladies spéciales, peut devenir d'un grand secours dans le diagnostic médical. Pour notre compte, elle nous rend journellement les plus grands services à l'hôpital de Marseille, où affluent de presque tous les points du globe, des malades dont les affections, grace à la rapidité de la navigation par les bateaux à vapeur, conservent plus que jamais le cachet du lieu de leur provenance exotique. Il importe ici au plus haut degré de ne jamais perdre de vue la pathologie propre aux localités antérieurement habitées, et d'observer, sous le rapport des lieux, le célèbre précepte posé par CELSE sous le rapport des temps : *Neque solum interest quales dies sint, sed etiam quales antè præcesserint.*

Ainsi, par suite des arrivages incessants de militaires ou de marins venant du dehors, rien n'est moins rare que de rencontrer dans nos salles, des hommes atteints de fièvre pernicieuse, alors pourtant qu'une fièvre intermittente franche et légitime, chez un habitant de Marseille, constitue un véritable événement. Or, on sait que le traitement d'une fièvre pernicieuse n'admet pas la moindre hésitation dans le diagnostic, lequel, dans le cas particulier et sans la connaissance de la loi que nous exposons, emprunte des difficultés spéciales non-seulement de l'étrangeté de la maladie, mais encore de l'impossibilité dans laquelle se trouve fréquemment le malade, plongé dans un état comateux, de répondre aux questions du médecin.

L'état de latence n'a pas jusqu'ici fixé l'attention autant qu'il le méritait, et c'est en grande partie, pour l'avoir méconnu, que les pathologistes, même les plus éminents, tout en reconnaissant dans le miasme marécageux une des causes les plus actives des pyrexies périodiques, ont pu commettre l'erreur de voir dans la seule influence des vicissitudes de température, une cause suffisante du développement de fièvres intermittentes. A ce sujet, qu'il me soit permis de rappeler en peu de mots quel était, il y a un an, l'état de la science au sujet de la pathogénie de ces affections. Parmi les pathologistes, quelques auteurs, très-clairsemés à la vérité, niaient le miasme d'une manière absolue; les autres se contentaient d'admettre le miasme dans les localités dont ils ne pouvaient, sous peine de cécité, contester le caractère marécageux; mais hors de là, les vicissitudes de température étaient, à leurs yeux, des causes suffisantes pour la production de fièvres intermittentes. J'ai cru devoir rappeler ce point de départ, parce que beaucoup de monde a paru l'avoir oublié, et que parmi les écrivains qui depuis moi se sont occupés de cette matière, les uns ont pris la théorie de l'*intoxication généralisée* pour une opinion ancienne, tandis que d'autres ont fait semblant de l'avoir inventée.

Schnurrer rapporte, avec un étonnement qu'explique une vie restée complètement étrangère à la pratique des voyages, le fait cité par Watson, et relatif à la manifestation de fièvres intermittentes nombreuses à bord des navires ayant quitté un foyer marécageux depuis cinq et *même vingt jours!* Le même auteur se refuse également à attribuer à une infection antérieure les fièvres périodiques développées chez les marins qui, du cap de Bonne-Espérance se rendent aux Indes; il préfère leur assigner pour cause l'hygiène du bord! Nous avouons franchement ne point connaître d'hygiène susceptible de produire des fièvres d'accès chez des hommes qui n'auraient pas subi antérieurement l'intoxication du *malaria*, et les scrupules de Schnurrer trouvent à peine une excuse dans les préoccupations du médecin de cabinet.

Mais quelle est la durée réelle de la période de latence de l'intoxication des marais? en d'autres termes, pendant combien de temps l'homme qui a subi l'influence de leurs miasmes, reste-t-il après avoir quitté le foyer, exposé à des maladies de nature paludéenne? Cette question a été résolue de plusieurs manières: M. Nepple par exemple s'est contenté de nier simplement cette période de latence; LIND en a fixé les limites à 12, BAUMES à 15 jours. HAMILTON raconte que sur un bataillon anglais d'environ 700 hommes, qui avaient séjourné à Walcheren, la maladie, qui avait fait tant de victimes dans cette île, ne se manifesta que 7 à 8 mois après le retour en Angleterre, et avec une telle véhémence que 21 seulement lui échappèrent et qu'une centaine en périt. Sur 300 chasseurs de la Vieille-Garde qui s'étaient arrêtés 12 jours à Breskens, en 1811, aucun ne fut atteint de fièvre sur les lieux mêmes, tandis que plusieurs furent frappés, un an plus tard, sur les bords du Niémen. Pour notre compte, et en consultant les nombreuses observations que nous avons pu faire en France, à des époques et en des lieux exempts de fièvres d'accès, sur des hommes venus de la partie marécageuse de la Corse, de la Morée ou de l'Afrique, nous n'hésitons pas un instant à déclarer que la période de latence de l'intoxication des marais est susceptible de se prolonger au delà de *dix-huit mois*.

Une autre question dont la solution n'est pas dépourvue d'intérêt est celle-ci : pendant combien de temps l'homme, après avoir quitté un pays à *malaria*, reste-t-il exposé à la forme *pernicieuse* des fièvres paludéennes? En nous appuyant encore sur les faits, nous répondrons à cette seconde question, que nous avons constaté la fièvre pernicieuse très-souvent quinze jours après l'éloignement des individus, du foyer miasmatique, et que dans deux circonstances, exceptionnelles à la vérité, nous avons rencontré la forme pathologique dont il s'agit chez deux militaires qui avaient quitté le foyer marécageux, l'un depuis trois, et l'autre depuis quatre mois. Je dois ajouter que je n'ai observé la forme pernicieuse que sur des individus venant de localités dans lesquelles on voit régner cette forme pathologique; jamais je ne l'ai rencontrée chez des hommes ayant séjourné dans une localité ne produisant que des fièvres intermittentes simples. En ce qui concerne le type des maladies de marais, observées loin du foyer qui leur a donné naissance, il est le plus souvent intermittent, quelquefois rémittent; je n'ai rencontré jusqu'ici qu'un très-petit nombre de fièvres marécageuses continues; encore ne les ai-je observées que chez des individus ayant quitté l'Algérie à l'époque de la prédominance de ce type, et qui, arrivant en France rapidement par la voie des bateaux à vapeur, semblaient avoir conservé, dans toute son intégrité, l'influence de la constitution médicale du littoral africain.

Il est d'autant plus surprenant que le fait de la période de latence de l'intoxication des marais ait été jusqu'ici si peu apprécié à sa véritable valeur, que des substances toxiques, autres que le miasme paludéen, sont, d'un commun accord, considérées comme pouvant révéler leur présence dans l'organisme souvent fort longtemps après s'y être introduites. Ainsi, et sans parler du mercure, du plomb, de la matière syphilitique, dont chacun a pu observer les accidents pathologiques fort longtemps après l'absorption de ces diverses substances, je rappellerai le bouton d'Alep, que l'on voit survenir des années entières après que les individus ont quitté le foyer d'endémicité de cette maladie. Je tiens de l'honorable docteur LACHÈSE, qui s'est livré pendant son voyage en Perse à une étude spéciale de cette maladie, que le bouton d'Alep se serait manifesté chez le domestique de M. le marquis de BEAUFORT, plus de 10 mois après son retour en France.

Tout le monde connaît la durée de temps si remarquablement longue, qui peut s'écouler entre la manifestation de la rage, chez l'homme, et la morsure par un animal enragé? Bien que la durée moyenne de la période de latence de l'intoxication rabique soit de 30 à 40 jours, néanmoins il paraît indubitable qu'elle peut se prolonger pendant des années entières. FOTHERGILL et MOSELEY rapportent plusieurs cas de rage, survenus quatre mois après la morsure, et M. MATHEY, de Genève, a cité un autre exemple de cette maladie developpée au bout de cent dix-sept jours. Le docteur VAUGHAN a vu la rage se manifester après neuf, MEAD après onze mois, GALIEN, BACHIN et BOISSIÈRE après une année, NOURSE après dix-neuf mois, et LENTILIUS après trois ans. Le docteur BARDSLEY a rapporté un fait dans lequel les recherches les plus exactes tendirent à prouver, que le malade n'avait jamais été blessé par aucun animal, si ce n'est par un chien supposé enragé et qui l'avait mordu douze ans antérieurement à l'apparition de l'hydrophobie. (*Mem. of lit. and philos. Society of Manchester.*) Le Dictionnaire des sciences médicales cite l'histoire d'un marchand de Montpellier qui ne fut attaqué de rage que dix ans après avoir été mordu par un chien enragé, tandis que son frère, mordu le même jour, par le même animal, était mort le quarantième jour de l'accident. Certes, nous sommes bien loin de vouloir nous rendre garant de la véracité de ces diverses observations; toutefois, il ne faut pas perdre de vue que des hommes faisant à juste titre autorité dans la science, tels que HUNTER et HAMILTON, ont eux-même admis une limite de dix-sept et même de dix-neuf mois pour la période de latence de l'intoxication rabique chez l'homme. En est-il de même chez le chien? Contradictoirement à l'opinion du professeur ELLIOTSON, nous ne le pensons pas; la race canine nous paraît présenter pour le virus rabique, une susceptibilité hors ligne; il paraîtrait toutefois que dans les expériences faites sur les chiens de lord FITZWILLAM, la manifestation de la rage aurait eu lieu de six semaines à sept mois après la morsure.

Un fait bien digne de remarque, et qui établit entre la maladie dont il s'agit et l'intoxication des marais un nouveau point de ressemblance, c'est que le froid semble, chez les individus mordus par un chien hydrophobe, constituer une cause occasionnelle très-fréquente de la manifestation de la rage, de même que nous voyons les fièvres intermittentes se développer, le plus souvent, sous l'influence d'un refroidissement chez les individus, qui depuis un temps plus ou moins long ont quitté un foyer marécageux. C'est l'oubli de cette action du froid sur l'organisme, déjà impreigné d'une substance toxique, qui a accrédité cette opinion erronée, d'après laquelle le froid des nuits ne favoriserait le développement des fièvres intermittentes, que par une prétendue condensation du miasme marécageux dont l'absorption s'est effectuée, à une époque et dans un foyer souvent déjà fort éloignés du moment et du lieu où se manifeste la fièvre.

Rien n'est plus fatal que l'action du froid aux individus mordus par le serpent trigonocéphale lancéolé des Antilles, et l'expérience démontre qu'il ne leur reste presque aucune chance de salut quand ils ont été mouillés par la pluie. Il en est de même de l'homme qui a subi l'action du mancenillier et du *rhus toxicodendrum*. D'après M. MOREAU DE JONNÈS, personne aux Indes-Occidentales ne contracte la fièvre jaune, tant que la transpiration cutanée s'effectue sans discontinuité, et l'invasion de la maladie suit toujours les circonstances qui ont arrêté l'action perspiratoire de la peau. Pendant les grandes épidémies de fièvre jaune aux Antilles, il suffit de prendre un bain froid, ou d'être mouillé par la pluie, pour être aussitôt atteint de la contagion. Il est d'observation qu'en temps d'épidémie de peste, rien ne tend plus que la suppression de la transpiration cutanée à provoquer cette maladie. Enfin, nous avons pu, en Afrique, constater sur nous-même la funeste influence des bains dans les localités à fièvres de marais : deux fois nous avons éprouvé la manifestation immédiate d'une fièvre intermittente, après un bain de mer, d'abord à Bone, plus tard à Alger. D'après tout ce qui précède, il nous semble que si le froid des nuits favorise l'invasion de la fièvre dans les pays à *malaria*, c'est infiniment moins par l'action condensatrice du miasme que par l'obstacle qu'il apporte à l'exécution normale du travail perspiratoire de l'émonctoire cutané. Refuser cette théorie sur laquelle nous avons insisté, c'est s'exposer à rapporter également une colique de plomb ou une salivation mercurielle, survenue après un refroidissement, à l'action condensatrice du froid sur les miasmes saturnin ou mercuriel déjà introduits dans l'organisme.

Quoi qu'il en soit, s'il pouvait, il y a un an, exister quelques doutes au sujet de l'origine *constamment* miasmatique des fièvres intermittentes, nous constatons avec une satisfaction bien légitime que la théorie de l'intoxication, telle que nous l'avons développée et généralisée, a été accueillie avec une faveur signalée par tous les organes de la presse médicale, et qu'elle est restée jusqu'ici sans réfutation au moins sérieuse. D'un autre côté, dans les nombreux mémoires relatifs aux fièvres de l'Algérie, et publiés dans le *Journal de Médecine militaire*, nous n'avons pas vu citer une seule fois, comme cause de ces pyrexies, les vicissitudes de température dont tout le monde invoquait autrefois à l'envi la puissante influence. Il y a plus : la théorie de l'intoxication pénètre décidément dans l'enseignement de nos premières écoles. Ainsi, après avoir placé les fièvres intermittentes dans les maladies *incertæ sedis*, M. le professeur FORGET s'excuse en quelque sorte, de cette classification, dans les termes suivants : « On nous permettra de placer ici la fièvre intermittente, dont les uns font une névrose, les autres une lésion de la rate, *et nous* une intoxication miasmatique, laquelle eût mieux trouvé sa place dans les *lésions du sang* (1). » (*Clin. méd.* 1842, p. 134.)

CHAPITRE VI.

De l'influence des vents, considérés comme agents de transmission des miasmes.

Parmi les circonstances étrangères à la localité et susceptibles de déterminer certaines formes pathologiques, il faut citer immédiatement après l'influence du séjour

(1) De même que l'intoxication est, à notre sens, la condition indispensable de toute fièvre intermittente de première invasion, de même la persistance de l'intoxication est aussi la condition indispensable de toute récidive de fièvre d'accès. Jusqu'ici les récidives avaient été considérées comme le résultat d'une tendance supposée de l'économie à la reproduction de certains actes. Cette hypothèse ridicule, avait, à force d'être répétée, pour ainsi dire acquis force de loi. Mais est ce donc en vertu d'une tendance à reproduction que s'observent les récidives d'accidents saturnins, mercuriels ou syphilitiques? Pour notre compte, nous les attribuons à la persistance de l'infection, et nous ne professons pas d'autre théorie pour les maladies de marais. Que dirait-on d'un physiologiste qui, ayant reconnu dans l'imprégnation de l'ovaire par le fluide séminal la condition indispensable d'une première grossesse, ne verrait dans les grossesses ultérieures..... qu'une tendance secrète de l'économie à reproduire un acte exprimé une première fois?

antérieur, traité dans le chapitre précédent, l'action des vents, considérés comme véhicules de certains miasmes, action trop souvent méconnue, peut-être parce qu'en général on ignore la puissance prodigieuse des vents comme agents de transport.

Les journaux ont rapporté que le 7 mai 1842, presqu'immédiatement après le commencement du grand incendie de Hambourg, on sentit à Postdam une odeur empyreumatique insolite venant de la direction de la première de ces villes, distante cependant de cette dernière ville de plus de soixante lieues. A sept milles de Hambourg, on voyait tomber des flammèches provenant de tapisseries consumées dans l'incendie. En 1812, les cendres du volcan de Saint-Vincent furent emportée par les vents jusqu'à la Barbade, et le capitaine d'un navire de Bristol déclara que, dans cette occasion, elles étaient tombées sur le pont, à la hauteur de cinq pouces, à la distance de 181 lieues vers l'est de Saint-Vincent. En 1815, les cendres du Tomboro de l'île de Sumbawa furent emportées jusqu'à Java, à 108 lieues environ, et en quantité telle, que, durant le jour, l'obscurité était plus grande que dans les nuits les plus sombres.

D'après ces divers exemples, il serait difficile de révoquer en doute la puissance de déplacement que doivent exercer les vents sur les miasmes paludéens. En 1826, les fièvres de marais, après avoir revêtu en Hollande le caractère épidémique, et avoir désolé toutes les provinces du royaume, passèrent tout-à-coup la mer sous l'influence des vents d'est, envahirent l'Angleterre et y exercèrent des ravages comparables seulement à ceux dont Willis, Morton et Sydenham nous ont transmis le souvenir. A l'hôpital de Wolwich, où l'on voyait en cinq ou six ans, tout au plus une seule fièvre intermittente, il y en eut alors trois cents. Dans la seule commune de

Marston il mourut vingt-cinq personnes sur une population de trois cents habitants.

Le cours des fleuves semble servir souvent de conducteur aux vents et favoriser ainsi, par le transport du miasme, la manifestation, dans l'intérieur des terres, de certaines maladies qui, telles que la fièvre jaune paraissent affectionner le littoral de la mer. Ainsi, on a vu en 1798 la fièvre jaune, suivant le Potomak, pénétrer dans la Virginie jusqu'à Alexandrie et Pétersbourg; en 1805, elle s'est étendue dans le Canada jusqu'à Québec; en 1812, dans la province de Murcie jusqu'à Ziescar; en 1819, en Andalousie jusqu'à Séville, parce que le fleuve Saint-Laurent, la Segura et le Guadalquivir prolongent vers l'intérieur de ces contrées les limites ordinaires de l'atmosphère maritime.

Au rapport de HALLÉ, on a vu certaines épidémies varioliques se transmettre successivement à tous les lieux situés sous le vent de celui où elles s'étaient primitivement développées, et ne s'arrêter que lorsqu'une montagne, une rivière ou un bois, en détournant le courant atmosphérique, forçait les véhicules de la contagion elle-même à prendre une nouvelle direction.

Il est évident que le transport du miasme par les vents, sur un point très-éloigné, avec conservation de sa propriété pyrétogénésique, constitue une exception; mais encore importe-t-il de la constater et d'en tenir compte dans l'interprétation étiologique des fièvres à cachet paludéen, et qui de temps à autre viennent à surgir loin d'un foyer. Il suffit même assez souvent d'une distance très-peu considérable du foyer miasmatique, pour que l'homme échappe à son action délétère. En Algérie comme en Morée, et notamment dans la rade de Navarin, nous avons vu plus d'une fois, la brillante santé de nos marins contraster d'une manière remarquable avec l'état sanitaire déplorable de l'armée de terre. C'est en nous appuyant de cette observation, ainsi que des effets aussi merveilleux qu'immédiats produits sous l'influence de l'embarquement, sur nos malades évacués du nord de l'Afrique ou du Péloponèse sur France, que nous avons proposé l'établissement d'hôpitaux flottants dans certains ports de l'Algérie. Depuis longtemps les Anglais se servent de ce puissant moyen hygiénique dans leurs possessions de l'Inde, et il est permis de croire qu'ils en ont obtenu de bons résultats, puisque, tout récemment encore, ils ont converti le vaisseau le *Minden* en hôpital flottant, et qu'en 1841, pendant une épidémie meurtrière de maladies de marais à Bombay, ils ont été jusqu'à noliser des navires de commerce pour *promener* les malades dans la rade.

L'observation de BLANE et de LIND sur cette matière confirme pleinement la nôtre; ainsi le premier de ces auteurs rapporte que les navires, se tenant seulement à une distance de 6000 pieds de Walcheren, échappaient complètement aux fièvres qui décimaient la garnison de cette île. D'après LIND, un régiment débarqué à Pensacola, y perdit 120 hommes et 13 officiers de la fièvre, tandis que les équipages des navires qui avaient jeté l'ancre à la faible distance d'un mille, en furent entièrement épargnés.

La faculté d'expansion des miasmes est donc un fait sur lequel il n'est plus permis d'élever aucun doute; si elle suivait la loi de dispersion des odeurs, on pourrait, avec M. CHAMPESME *(Essai sur la contagion)*, la considérer comme décroissant en raison directe du cube des distances au foyer d'où elles émanent; mais, en raison de leur pesanteur spécifique, la progression des miasmes doit suivre une loi intermédiaire entre le cube et le carré.

C'est pour n'avoir tenu compte ni de l'intoxication antérieure des individus, ni de la transportabilité du miasme par les vents, et à de grandes distances, que M. Raimond Faure a cru pouvoir attribuer certaines endémies de fièvres intermittentes à la seule action de la chaleur. Non-seulement il répugne à l'induction d'admettre qu'un agent impondérable, tel que la chaleur, puisse produire des maladies identiques à celles que développent les miasmes de marais; mais encore l'expérience démontre que, dans les pays chauds et sujets en hiver aux fièvres intermittentes, les chaleurs de l'été, loin de favoriser l'intermittence, tendent au contraire à la remplacer par la rémittence et la continuité.

Je ne saurais trop insister sur ce changement de type qui s'observe dans les pays de marais, sous l'influence de la progression annuelle de la chaleur, ou ce qui est synonyme, sous l'influence de la progression du dégagement miasmatique. C'est à l'ignorance ou à l'oubli de cette transformation des types qu'il faut attribuer toutes ces théories mort-nées sur le phénomène de l'intermittence, théories péniblement enfantées au coin du feu par des auteurs qui, avec les plus simples notions de géographie médicale, nous auraient épargné leurs savantes divagations, appuyées tantôt sur la station bipède et verticale de l'homme, tantôt sur les fonctions problématiques de la rate. Ainsi que je l'ai établi ailleurs, tout ce qui favorise le dégagement miasmatique, favorise également la tendance à la continuité du type; tout ce qui amoindrit le dégagement, favorise l'intermittence. Il en est sur ce point de l'intoxication marécageuse comme de l'intoxication par l'ergot, la strychnine, le plomb, le pus, substances dont les effets pathogénétiques sont d'autant plus continus que la dose absorbée est plus considérable.

Non-seulement M. Faure n'a tenu aucun compte de la tendance des pays chauds et des saisons chaudes à substituer la continuité à l'intermittence; mais encore, il s'est cru dispensé de justifier la négation du miasme, même là où l'existence de ce dernier est admise d'un commun accord. Ainsi, dans une notice topographique publiée dès 1829, sur les principales villes du Péloponèse que nous occupions, M. Roux avait signalé explicitement le caractère marécageux de leur sol. (*Relat. méd. de l'exp. fr. en Morée. Paris, p. 33 et 37.*) En supposant que les marais de Navarin, Modon et Patras, constatés par l'armée entière, aient réellement échappé à l'observation de M. Faure, est-il présumable qu'en 1833, il ait ignoré la publication faite quatre ans auparavant par le médecin en chef de l'expédition? Évidemment non; mais alors, son silence n'a-t-il pas une gravité significative?

C'est peut-être ici le lieu de signaler la nouvelle méthode de traitement proposée par M. Faure: « Je demande, dit-il, que pendant l'été, en Afrique, on mette le malade dans un bain froid; on lui versera ensuite *trois seaux* d'eau froide sur la tête. J'affirme que cela ne lui sera que fort agréable. » J'avouerai, d'abord, franchement n'être pas aussi convaincu que paraît l'être le médecin en chef de l'hôpital militaire de Toulon, ni de l'efficacité du moyen hydrothérapique emprunté à nos bons voisins d'outre-Rhin, ni surtout, du plaisir que ce nouveau baptême procurerait aux malades. En présence des *fièvres d'été de l'Algérie*, que l'on voit revêtir l'état pernicieux, souvent avec une effrayante rapidité, je n'admets pas la moindre hésitation dans l'emploi de la médication dite spécifique, que celle-ci se traduise sous le nom de quinine ou d'acide arsénieux. Dans l'état actuel de la science, je ne sache pas qu'il y ait à opter en dehors de ces deux médicaments.

Grâce à la régularisation de leur mode d'administration, les préparations arsénicales, à peine maniées il y a un an, ont décidément conquis droit de cité dans la thérapeutique médicale, et je crois pouvoir avancer que le temps n'est pas éloigné où elles seront employées par la généralité des praticiens éclairés. C'est une justice à rendre à M. le professeur TROUSSEAU qu'il n'a rien négligé pour en vulgariser l'emploi, et pour imposer silence à de vieux préjugés. (*Gaz. des hôp.* du 12 mai 1842.) Quant au titre de *bon succédané* du sulfate de quinine, dont le Congrès Scientifique de France de 1842 a cru devoir décorer l'arsénic, (séance du 7 octobre) je déclare cette dénomination tout à fait impropre; l'acide arsénieux guérit non-seulement l'immense majorité des fièvres curables par le quinquina, mais encore un grand nombre de celles qui ont résisté à ce dernier médicament.

A la vérité, l'honorable M. FORGET nous apprend que : «Jamais, depuis six ans, le sulfate de quinine n'a manqué son effet entre ses mains, même dans les cas où il avait échoué, donné par d'autres, sans parler de l'innocuité de ce médicament.» *(Clin. méd. 1842.)* Sans nier ses succès, j'ose affirmer qu'ils sont tout à fait exceptionnels, et que bien peu de praticiens pourraient en présenter de semblables. En ce qui concerne l'innocuité supposée de la quinine, elle doit paraître au moins fort contestable en présence de la protestation récente et solennelle de l'Académie royale de médecine (17 janvier 1843), protestation qui devait puiser une nouvelle et déplorable légitimité dans la mort de ces deux malheureux qui, depuis moins de deux mois, viennent de succomber à l'usage de ce médicament dans les hôpitaux civils de Paris.

CHAPITRE VII.

Lois de Coïncidence et d'Antagonisme géographiques.

Si de l'étude des lois générales qui président à la répartition géographique de la pathologie, nous passons à l'examen comparatif des maladies endémiques, deux faits capitaux se présentent tout d'abord à notre attention, et en quelque sorte comme conséquence obligée de ce qui a été dit plus haut. En effet, si, comme nous venons de l'établir, la manifestation des phénomènes morbides est liée et même étroitement subordonnée à des conditions géographiques, il s'ensuit rigoureusement que certaines conditions géographiques étant données, celles-ci ne se concilieront qu'avec telles formes morbides, et se montreront, à des degrés variables, incompatibles avec tel autre ordre de phénomènes maladifs. Nous verrons bientôt l'expérience confirmer pleinement cette double induction et démontrer, que si l'endémicité de certaines formes nosologiques permet de conclure d'une manière sûre à celle de certaines autres formes dans la même localité, de même aussi cette endémicité constitue l'indice certain, tantôt de la rareté, tantôt de l'absence complète d'un autre ordre de phénomènes pathologiques.

Nous appellerons loi *d'affinité* ou *de coïncidence géographique*, le principe en vertu duquel deux formes morbides congénères règnent endémiquement dans une même localité, et s'y présentent entre elles d'une manière tantôt parallèle, tantôt alternante à l'observation. Nous conserverons le nom de loi d'*antagonisme géographique*, dont nous nous sommes déjà servi dans un autre travail pour désigner le principe en vertu duquel il y a, en raison de l'endémicité même de certaines manifestations pathologiques, incompatibilité plus ou moins absolue de coexistence pour un autre ordre de formes morbides dans la même localité.

Cet antagonisme, aussi bien que la coïncidence d'endémicité, se présente à des degrés divers, et dont la progression est en raison directe de l'intensité d'expression à laquelle atteignent les formes nosologiques prédominantes dans un pays. En d'autres termes : plus une maladie endémique est fortement dessinée, ou plus elle se rapproche des formes de son plus haut développement, plus aussi se prononce la coexistence des maladies qui lui sont congénères, plus aussi s'effacent et disparaissent les affections qui lui sont antagonistiques. . . . .

Mais appuyons ces propositions de quelques exemples: l'expérience démontré que le goître est endémique partout où se rencontrent des crétins; beaucoup de crétins sont goîtreux; des parents goîtreux, dans un pays où sévit le crétinisme, donnent, plus facilement que des parents bien conformés, naissance à des enfants crétins. Ces deux maladies sont donc manifestement congénères. Eh bien! plus le crétinisme sera prononcé dans un pays, sous le double rapport de son intensité et du nombre des individus atteints, plus aussi le goître sera fréquent et atteindra un haut degré de développement. En approchant des vallées de crétins, dit M. de RAMBUTEAU, le goître commence à se montrer d'abord rarement, puis plus fréquemment; on voit ensuite beaucoup de goîtreux et quelques crétins; enfin, ces derniers deviennent plus nombreux à mesure que l'on s'éloigne de la plaine en gagnant les gorges. Les régions très-élevées n'offrent ni goîtreux ni crétins. . . . .

Au sujet de cette coïncidence, FODÉRÉ et plusieurs autres pathologistes ont émis l'opinion que le crétinisme pourait bien résulter chez les goîtreux de l'obstacle apporté à la circulation du cerveau par la compression du goître sur les carotides. Cette interprétation nous paraît inadmissible, si l'on considère que le goître, bien qu'accompagnant le crétinisme dans la grande majorité des cas, n'en est cependant pas une complication obligée. A notre sens, ces deux affections, dont nous avons hâte de proclamer l'étroite connexité, tant pathologique que géographique, loin d'être l'effet l'une de l'autre, constituent au contraire deux expressions distinctes, tantôt isolées, tantôt simultanées, d'une même cause. C'est ainsi que, dans d'autres circonstances, on voit des maladies du gros intestin et de la rate résulter de l'intoxication des marais, ou bien encore la colique et l'épilepsie être provoquées par l'intoxication saturnine, sans qu'il soit permis de voir dans l'une des deux formes le produit ou l'expression de l'autre.

Une observation attentive démontre que la peste, la fièvre jaune et le choléra ne se rencontrent sous forme endémique que dans certaines localités où règnent habituellement des fièvres intermittentes; cette coïncidence est telle, que partout où l'on trouve endémiquement une des trois formes nosologiques signalées, on peut conclure d'une manière certaine à l'endémicité des fièvres paludéennes. Les maladies inflammatoires du cœur coïncident avec la fréquence du rhumatisme; les savantes recherches de M. le professeur Bouillaud ont mis cette vérité hors de contestation, au point de vue pathologique; nous insistons, nous, sur la coïncidence topographique. Enfin, partout où nous avons eu occasion d'observer le typhus, nous avons vu son développement précédé, accompagné et souvent suivi de la manifestation de la gangrène d'hôpital chez les blessés.

Est-ce à dire que la proposition inverse soit également vraie? En d'autres termes, l'endémicité du goître dans un pays, ou celle des fièvres intermittentes dans un autre, permet-elle pareillement de conclure à la coexistence endémique du crétinisme dans le premier cas, de la peste, du choléra et de la fièvre jaune, dans le second? En aucune manière, et ce serait mal nous comprendre, que de nous prêter une telle opinion : le crétinisme semble, en quelque sorte, constituer l'expression pathologique la plus élevée de la cause productrice du goître. De même que dans une fabrique de plomb où l'on observe des cas d'épilepsie saturnine, on peut à coup sûr affirmer l'existence de la colique de plomb, sans que de cette dernière il soit permis de conclure à la fréquence de l'épilepsie; de même aussi l'endémicité du plus faible degré d'une famille pathologique ne suffit point pour établir la coexistence des formes congénères, mais plus avancées, du même groupe naturel.

Parlerons-nous, enfin, de la coïncidence géographique de la phthisie tuberculeuse et de l'affection typhoïde? On a souvent répété, d'après BROUSSAIS, que les maladies des organes thoraciques dominaient dans le Nord, tandis que les lésions abdominales constituaient les maladies dominantes du Midi. Rien n'est moins exact, à notre avis, qu'une telle proposition ; l'expérience démontre, au contraire, que les maladies thoraciques et abdominales, loin de s'exclure, comme on l'a prétendu, se concilient et se compliquent même, le plus souvent, aussi bien sous le rapport géographique que sous le point de vue de l'anatomie pathologique. En effet, s'il est vrai que la phthisie pulmonaire et l'entérite folliculeuse trouvent anatomiquement leur complication la plus fréquente, la première dans la lésion de l'intestin grêle, la seconde dans la lésion du poumon, il ne nous paraît pas moins avéré que partout où règne une de ces deux affections, là il y a de grandes probabilités de rencontrer l'autre. Pour se convaincre de cette vérité, il suffit de jeter un coup d'œil sur la pathologie de Londres, Berlin, Paris, Strasbourg, Lyon, Marseille, etc., et l'on verra partout les deux maladies dont il s'agit observer une marche parallèle.

Mais, dira-t-on, cette coïncidence géographique des deux affections est peut-être l'apanage exclusif de l'Europe. Il est permis d'avancer, dès à présent, que cette coïncidence, loin d'être aussi circonscrite, se reproduit, au contraire, partout où les endémies ont été l'objet d'une étude sérieuse.

Voici, par exemple, comment s'exprimait sur la pathologie de Constantine, M. ANTONINI, médecin en chef de l'armée d'Afrique, dans un rapport, adréssé en 1839 au Conseil de Santé : « Les maladies de cette place forment trois groupes principaux : dans le premier, à part les affections de l'appareil *respiratoire*, que la pénurie de moyens protecteurs contre le froid et les variations atmosphériques ont rendues prédominantes, se rangent les phlegmasies des voies digestives ; au deuxième groupe appartiennent les fièvres d'accès ; *on est étonné* de les trouver là encore, et, dans un certain nombre de cas, avec un caractère pernicieux ; mais on est autorisé à accorder quelque part dans leur production à un *séjour antérieur* à Bone ou dans les camps... Les fièvres d'accès pourront bien se développer sur les bords du Bou-Merzoug et du Rumel ; mais il est permis de croire que purement accidentelles et souvent contractées ailleurs, elles ne sont point endémiques dans la ville... Un troisième groupe de maladies (1), observées à Cons-

(1) Nous renvoyons, pour de plus amples détails sur la pathologie de Constantine, au tome 50 des *Mémoires de médecine*

tantine, comprend les *fièvres typhoïdes*, leur nombre a été assez élevé. »

Ainsi, on le voit, la pathologie dominante de Constantine consiste précisément dans les maladies de poitrine et l'affection typhoïde; les fièvres d'accès, pour la production desquelles de simples vicissitudes de température paraissent insuffisantes à M. ANTONINI comme à nous, sont rapportées à une infection antérieure, opérée dans la partie marécageuse du littoral. En ce qui concerne la phthisie pulmonaire, voici quelques documents que nous empruntons à M. BONNAFONT : « Sur un mouvement de 11,000 malades, il n'est mort aux hôpitaux d'Alger que 27 phthisiques, tandis qu'à Constantine, et sur un mouvement de 2,300 malades, nous avons perdu près de 15 phthisiques. » D'un autre côté, il résulte d'un rapport de M. le docteur DELEAU que sur 8 femmes européennes, mortes dans cette même ville, depuis 1838 jusqu'en 1840, quatre ont succombé à la phthisie pulmonaire. Que si maintenant nous jetons un coup d'œil sur la pathologie des localités dans lesquelles l'une des deux affections manque, c'est en vain que nous y chercherons l'autre. Des cas épars de fièvre typhoïde ou de phthisie pulmonaire pourront bien se présenter chez des individus venus du dehors, et que leur caractère exotique prive, dans de certaines limites, de l'immunité attachée à leur nouveau séjour; à part cette circonstance le principe que nous posons sera reconnu juste. La démonstration de cette proposition fera l'objet du chapitre suivant.

militaire, dans lequel a été publié le rapport dont nous regrettons de ne pouvoir donner ici qu'un extrait succinct.

CHAPITRE VIII.

De la loi d'Antagonisme en particulier. Rareté de la phthisie pulmonaire et de l'affection typhoïde. Immunités.

Plurimi morbi, nullis remediis domandi, tempestate vel cœlo mutato sponte evanescunt, aut levantur. GREGORY.

Dans leurs pérégrinations, les médecins voyageurs presque toujours exclusivement préoccupés de la pathologie qui se présentait à leur observation, ont à peu près complètement négligé de signaler les catégories de maladies qui, fréquentes ailleurs, tantôt se montraient avec une extrême rareté, tantôt manquaient complètement au répertoire nosologique des localités par eux visitées. En d'autres termes, absorbés dans l'étude des endémies comme dans celle des épidémies, par le côté positif de la question, ils en ont dédaigné le côté négatif, si digne pourtant de leurs méditations.

Ce n'est point ainsi qu'avaient procédé les savants voués à l'étude de la géographie botanique, qui, tout en signalant la flore observée par eux sous tel degré de latitude ou de longitude, à telle élévatiou au-dessus du niveau de la mer, sous l'influence de telle circonstance géologique, constataient en même temps, ici la rareté, là l'absence absolue de telle autre flore plus ou moins répandue dans d'autres localités. Et pourtant, le médecin avait un intérêt spécial à rechercher ces immunités du sol au point de vue nosologique, lui qui pouvait s'en faire une arme thérapeutique puissante, palliative, curative ou prophylactique contre une foule de maux rebelles à l'arsenal entier de la matière médicale.

En effet, quel immense avantage ne serait-on pas en droit d'espérer, par exemple, dans le traitement de la tuberculisation pulmonaire, *prise à temps*, de l'habitation d'un pays dont la population aurait été, pendant une longue période de temps, reconnue exempte de cette maladie, à laquelle l'impuissance de l'art, en désespoir de cause, oppose aujourd'hui un changement de climat, au choix duquel ne préside, le plus souvent, qu'une avengle routine ! En ce qui concerne les maladies aiguës, serait il moins rationnel d'envoyer passer l'âge de 18 à 25 ans dans certaines localités reconnues exemptes de fièvres typhoïdes, à ces constitutio[illegible]èles et délicates, qui, dans les capitales et autres grandes villes de l'Europe, ont si peu de chance de résister à cette terrible maladie, dont les innombrables victimes remplissent nos hôpitaux ?

C'est pénétré de la haute importance de ce genre d'observations, que, dans un travail récent, après avoir passé en revue les diverses formes pathologiques qui caractérisent les localités marécageuses, et avoir appuyé sur leurs rapports nombreux d'affinité avec la peste, le choléra et la fièvre jaune, nous avons cru devoir insister également sur les formes pathologiques plus ou moins étrangères à ces contrées.

Parmi les affections dont l'observation démontre, tout égal d'ailleurs, une plus grande rareté, dans les contrées marécageuses, nous avons appuyé spécialement sur la phthisie tuberculeuse et la fièvre typhoïde. En ce qui regarde cette dernière affection, personne, que nous sachions, n'avait, avant nous, constaté sa rareté dans ces localités. Quant à la phthisie pulmonaire, BROUSSAIS avait signalé sa présence sur certains points, et son absence plus ou moins complète sur certains autres; mais exclusivement préoccupé de l'influence du climat, et ne tenant aucun compte de la qualité du sol, il rattachait, en quelque sorte, la fréquence et la rareté de la maladie qui nous occupe, à une simple question de température. « C'est nous surtout, médecins militaires, disait-il, qui savons que les phthisies sont produites par *le froid*, principalement par le froid humide. Ces maladies diminuent à mesure qu'on avance vers *le Midi*..... Allez donc, après cela, faire l'histoire de la phthisie dans Paris seulement, avec des observations prises à l'Hôtel-Dieu, à la Charité, etc..... Prenez les individus d'une famille dans laquelle existe une disposition à la phthisie, et transportez-les dans un pays *chaud*, ils ne deviendront pas phthisiques. » (Path. et Thérap. génér.)

Il n'est que trop vrai que la connaissance de la pathologie de Paris est insuffisante pour faire l'histoire de la phthisie; mais aussi, il est au moins douteux que la médecine militaire voye, dans cette maladie, un simple produit du froid ou du froid humide; et si telle était réellement son opinion, elle serait, selon nous, en contradiction avec les faits. Personne ne saurait refuser un climat chaud à Constantine, par exemple, et pourtant on a pu voir plus haut que la phthisie y a été constatée fréquemment, et précisément par des médecins militaires.

« Si vous faites venir à Paris, dit encore Broussais, une famille de gens à large poitrine, et si vous la laissez s'y multiplier, vous verrez cette poitrine se rapetisser dans ses descendants..... On veut faire la loi à la médecine par des observations recueillies dans cette capitale. » Non certainement, ce n'est pas avec quelques observations recueillies dans les hospices de Paris que l'on sera reçu à faire la loi à la médecine; mais, est-ce à dire que l'homme devient tuberculeux dans cette grande cité parce qu'il y fait froid? Pour qu'une telle étiologie fût admissible, il faudrait que l'homme du Nord qui vient habiter la capitale de la France, échappât à l'influence signalée, et l'observation démontre précisément le contraire.

Un des arguments favoris de BROUSSAIS en faveur de l'action du froid était que le 9ᵉ de ligne, presqu'entièrement composé de Parisiens, avait échangé ses maladies de poitrine contre des diarrhées, en passant du nord de l'Europe à Udine en Italie. Mais, d'abord, il était assez naturel que des Parisiens, dont la conscription impériale élaguait encore moins les tuberculeux que ne le fait le recrutement actuel, éprouvassent des maladies de poitrine dans le Nord. Quant aux maladies du gros intestin, survenues à Udine, c'était là une conséquence obligée du séjour dans un pays marécageux, où ces affections marchent toujours de front avec les fièvres périodiques. BROUSSAIS va nous fournir la preuve de cette vérité dans le passage suivant : « Près de Cadix, je me convainquis qu'il n'y a rien de si rare que les phlegmasies de poitrine et les *tubercules*, et que presque toutes les maladies consistent en inflammations du canal digestif ou en *fièvres intermittentes*. »

Ainsi, nous voyons BROUSSAIS, lui-même, obligé de reconnaître la rareté de la phthisie dans une localité où dominent les fièvres intermittentes; ce fait doit être enregistré, parce que, d'après tout ce qui a été dit précédemment sur la cause réelle de ces pyrexies, il tend à établir que l'immunité contre les tubercules pourrait bien tenir à un élément autre que la chaleur. Mais s'il est vrai que l'élévation de la température, à elle seule, ne justifie point la rareté de la phthisie dans les diverses localités où elle a été constatée, est-il possible, dans l'état actuel de la science, d'en préciser la cause? Je me suis appliqué à résoudre cette importante question ; le lecteur jugera si j'ai eu le bonheur de réussir.

Des faits déjà nombreux tendent à établir :

1° Que la phthisie pulmonaire et la fièvre typhoïde sont, tout égal d'ailleurs, plus rares parmi les habitants des localités marécageuses.

2° Les localités dans lesquelles ces deux maladies se montrent fréquentes, sont remarquables par la rareté des fièvres intermittentes *endémiques*.

3° L'homme, parvenu à l'âge reconnu le plus favorable au développement de la fièvre typhoïde, puise dans son arrivée dans une localité marécageuse de grandes chances d'échapper à cette affection.

4° Les malades atteints de tubercules pulmonaires au *premier degré* éprouvent généralement du *soulagement* sous l'influence du séjour dans une localité marécageuse; plusieurs auteurs affirment même avoir constaté des cas de guérison.

5° Des masses d'hommes, dans l'âge de la fièvre typhoïde, mais quittant une localité marécagense se montrent réfractaires à cette affection ; le degré et la durée de l'immunité sont alors en raison directe de la durée de leur séjour antérieur et de l'intensité habituelle des fièvres paludéennes dans les lieux précédemment habités.

6° Par suite de la suppression de marais, ou de leur conversion en étangs, on a vu l'endémicité des fièvres intermittentes remplacée par la phthisie pulmonaire dans certaines localités où cette maladie était inconnue précédemment, et dans lesquelles les tuberculeux venus du dehors trouvaient autrefois du soulagement.

Si ces diverses propositions sont vraies, ainsi que je vais chercher à le démontrer, il est permis d'en conclure que la cause de l'immunité entre la phthisie tuberculeuse et l'affectiion typhoïde peut être cherchée, avec quelque vraisemblance, dans la modification de l'organisme par le miasme paludéen.

Cette immunité que donne le séjour dans une localité dont l'atmosphère viciée prédispose elle-même l'organisme à un état pathologique, est bien faite, je l'avoue, pour exciter la surprise. Elle ne tarde pas, toutefois, de perdre son apparence paradoxale, pour peu qu'on la compare à d'autres immunnités qui, pour être tout aussi singulières, n'en ont pas moins conquis droit de cité dans la science où elles figurent comme faits de très-bon aloi.

Ainsi, on lit à l'article Choléra épidémique du nouveau *Dictionnaire de médecine* : « Dans certaines fabriques où l'on manie en grand le charbon animal, le soufre ou le mercure, le choléra ne s'est point montré. La ville d'Idra, voisine d'une mine de mercure, a été préservée aussi bien que quelques personnes soumises au traitement mercuriel. » M. Stokes, professeur à l'université de Dublin, rapporte, et MM. Mérat et Delens ont signalé également, (*Dict. de matière méd.*) que les fièvres de marais, qui ravageaient autrefois une certaine localité de Cornouailles, en ont complétement disparu depuis l'établissement, dans cette localité, d'une fonderie de cuivre, métal dont la fusion dégage, comme on sait, des particules arsénicales. Eh bien, si l'absorption de matières arsénicales ou mercurielles est susceptible de rendre l'organisme réfractaire, dans le premier cas, à la fièvre intermittente, dans le second, contre le choléra, est-il dont si surprenant que le miasme des marais possède, lui aussi, la propriété de rendre l'homme moins impressionable à la cause productrice de la fièvre typhoïde ou de la phthisie pulmonaire ?

Dans un excellent et consciencieux travail sur la voirie de Montfaucon, PARENT-DUCHATELET a insisté sur la santé dont jouissent généralement les ouvriers attachés à cet établissement, ainsi que sur le privilége dont ils paraissent jouir d'être peu aptes à contracter certaines maladies. « Si nous interrogeons les maîtres équarrisseurs et les ouvriers, dit ce célèbre hygiéniste, ils nous répondront qu'ils ne sont jamais malades, et que les émanations qu'ils respirent continuellement, loin de leur être nuisibles, contribuent à leur bonne santé... Si nous les examinons, nous verrons qu'ils portent *tous les caractères de la santé la plus florissante*.... MM. DEYEUX, PARMENTIER, PARISET ont consigné les mêmes observations dans leur rapport fait, en 1810, sur le clos de la gare. Pendant l'épidémie de choléra, la mortalité pour la Petite-Villette, qui avoisine Montfaucon, fut de 1 sur 169 habitants, et de 1 sur 60 pour la Grande-Villette qui en est éloignée... Pendant le même temps, pas un équarrisseur n'est mort; bien plus, pas un seul n'a été indisposé... A la même époque, sur 154 ouvriers occupés à la préparation de la poudrette, un seul homme est mort du choléra.... Loin de croire à l'insalubrité des fumiers provenant des débris des clos d'équarrissage, les paysans se sont persuadés, depuis nombre d'années, que les matières qu'ils contiennent purifient l'air.... Je ne vis pas un seul ouvrier à Montfaucon qui ne m'offrit tous les signes extérieurs de la meilleure santé. Je fus d'abord tenté d'attribuer à l'habitude cette faculté de séjourner impunément au milieu d'odeurs et d'émanations infectes.... Mais l'habitude n'y est pour rien, puisque les nouveaux ouvriers ne sont pas plus affectés, après trois ou quatre semaines, que ceux qui y travaillent depuis 10 et 20 ans. Bien plus, la croyance est répandu parmi les ouvriers de la voirie, que les émanations qui en sortent, loin d'être nuisibles, ont, au contraire, sur la santé une influence salutaire; qu'elles préservent des épidémies, et *qu'elles guérissent plusieurs maladies*. J'aurais pu me défier du rapport des ouvriers et des chefs d'établissement; mais la même chose m'ayant été répétée par des agriculteurs, des voituriers et des plâtriers du voisinage, j'ai dû ajouter foi à ce qu'ils me disaient, bien que leurs observations fussent en contradiction avec les opinions que j'avais alors. Ce qui paraît certain, c'est que dans l'épidémie qui ravagea, il y a plusieurs années, les villages de Pantin et de la Villette, les ouvriers de la voirie en furent exempts, quoiqu'ils n'eussent pas cessé d'habiter le foyer de la contagion. Tous ceux que j'ai interrogés n'avaient ni vermine, ni aucune de ces maladies cutanées qui sont le partage presqu'inévitable de la population indigente de plusieurs quartiers de Paris. Ce qui m'a surtout frappé, c'est que trois jeunes femmes, épuisées et *déclarées phthisiques* par plusieurs médecins, *furent entièrement guéries*, après avoir été occupées pendant quelques semaines à la voirie. J'ai vu ces trois femmes; elles étaient remarquables par la fraîcheur de leur teint et par leur embonpoint... J'ai su que plusieurs malades, qui avaient été assez courageux pour se plonger, soit un membre, soit le corps entier, dans les derniers bassins y avaient trouvé la guérison soit de maux de jambes, soit de rhumatismes ou d'autres infirmités qui avaient résisté à tous les autres moyens. » (*Hygiène publique.*)

« On a vanté, dit LAENNEC, comme moyen thérapeutique de la phthisie, l'air chargé de vapeurs méphytiques, telles que celle de l'eau croupie. » (*Ausc. méd.*)

Il serait facile de multiplier les citations d'exemples d'immunités déjà enregistrés dans les annales de la science; quelque surprenant que paraissent ces phénomènes, au premier abord, ils ne tardent pas néanmoins à perdre cette apparence étrange, si on les compare avec des faits d'une verité triviale et d'une observation journalière. Ainsi, n'est-ce pas à un état particulier de l'organisme, et plus ou moins susceptible d'être produit artificiellement, que tel tempéramment est redevable de n'être pas sujet à certaines maladies; n'est-ce pas à l'absorption du virus vaccin que l'homme doit d'échapper, au moins pendant un certain temps, à la variole; enfin, n'est-ce pas en modifiant le fluide nourricier de l'homme, tantôt par l'introduction d'agents médicamenteux, tantôt par un changement des sécrétions, que la thérapeutique réalise journellement les changements les plus étonnants ?

En ce qui concerne le miasme marécageux, son action soit curative, soit simplement prophylactique, semblerait avoir été entrevue, si l'on en juge par certains passages de quelques auteurs, tant anciens que modernes. C'est ainsi que d'après l'avis de Boerhaave : «*febres intermittentes, nisi malignæ, corpus ad longævitatem disponunt et depurant ab inveteratis malis.*» D'autres étaient tellement prévenus en faveur de l'action médicatrice de la fièvre intermittente, qu'ils hésitaient à la combattre; de là, ce proverbe des Anglais : *an ague in spring is fit for a king.* Selon Ozanam, les fièvres intermittentes semblent préserver les lieux où elles règnent habituellement des épidémies éventuelles. M. Fuster, d'un autre côté, a insisté sur la neutralisation de l'influence marécageuse, dans certaines villes remarquables par la fréquence de la fièvre typhoïde et de la phthisie pulmonaire; d'après ce médecin, «des influences locales mystérieuses, très-actives dans quelques grandes villes, telles que Lyon et Paris, semblent neutraliser aujourd'hui l'action des miasmes de marais.»

« Dans les grandes villes, dit M. Littré, les influences du sol sont plus masquées ; mais dans les contrées livrées, sans réserve, à l'expansion des miasmes marécageux, l'influence du sol reprend tous ses droits ; on en conçoit la portée et la grandeur, et l'on se tourne avec une attention réfléchie vers ces considérations qui avaient captivé à un si haut degré la vieille médecine d'Hippocrate. » (*Traduction des Œuvres d'Hippocrate.*)

Ces diverses citations attestent que l'action, soit curative, soit prophylactique, de l'intoxication paludéenne, considérée d'une manière générale, avait été entrevue par un grand nombre d'observateurs ; en ce qui regarde cette action dans ses rapports avec la phthisie pulmonaire et la fièvre typhoïde, nous allons chercher à établir, par des faits empruntés à un grand nombre d'auteurs, que si la loi n'en avait pas été formulée jusqu'ici, explicitement, elle est au moins justifiée par des témoignages aussi imposants que nombreux et dignes de foi. On comprendra combien, dans l'exposé des arguments à l'appui de la loi d'antagonisme, je dois me montrer sobre de preuves puisées dans mon expérience personnelle ; il pourrait naître des doutes sur la solidité de l'édifice, si le constructeur en fournissait tous les matériaux ; je n'aurai recours aux faits constatés par moi-même, que là où l'observation des autres me paraîtra faire défaut à la démonstration du principe.

ASIE.

Au rapport de Volney (*Voyage en Égypte et en Syrie*) « L'air du désert est dangereux pour les poitrines délicates, et l'on est obligé d'envoyer d'Alep à Lataqié ou à Saïde les Européens menacés de pulmonie. Cet avantage de l'air de la côte est compensé par de plus graves inconvénients, et l'on peut dire qu'en général il fomente des *fièvres intermittentes.* » (Ce qui, en d'autres termes, signifie que le littoral de cette portion de la Syrie est marécageux.)

AMÉRIQUE.

Le docteur GREEN, de New-York, rapporte qu'à Whitehale, province de Washington, où dominent les fièvres de marais, il n'existe pas d'exemple de phthisie développée sur les lieux, et que les phthisiques qui s'y rendent y éprouvent une amélioration aussi prononcée que soutenue. Le même auteur ajoute qu'un marais, près de Rutland, ayant été converti en étang, les fièvres intermittentes endémiques y furent remplacées par la phthisie pulmonaire. La population ayant pétitionné, et obtenu la suppression de l'étang, ou ce qui est synonyme, le rétablissement du marais, les choses prirent une tournure opposée. (*Répert. Jahrbuch der gesammten Heilkunde*, par le docteur SACHS, p. 65.) D'autre part, les chiffres fournis par le docteur WILSON sur les maladies et les morts de la marine anglaise, dans les divers commandements, nous paraissent également présenter une haute signification, en ce sens, que l'on y voit partout diminuer la phthisie, en raison de l'augmentation du nombre des fièvres.

Amérique du sud.

	Malades sur 1000	Morts sur 1000
Fièvres....	115,0	1,2
Phthisies...	3,2	1,5
Indes occidentales et Amérique du nord.		
Fièvres....	209,6	11,2
Phthisies...	4,8	1,9
Méditerranée et Péninsule.		
Fièvres....	84,0	1,5
Phthisies...	5,1	1,9

AFRIQUE.

J'ai déja insisté, à diverses reprises, sur la rareté de la phthisie pulmonaire et de la fièvre typhoïde dans la partie marécageuse du littoral de l'Algérie, tandis que ces affections se montrent fréquentes à Constantine où, par contre, on n'observe les fièvres intermittentes que chez les individus qui, antérieurement, ont habité dans des lieux marécageux. Je me bornerai donc à compléter ma démonstration par quelques nouveaux exemples.

Sur neuf femmes européennes mortes à Constantine de 1838 à 1840, M. Deleau signale *quatre* décès par phthisie pulmonaire. D'autres part, sur huit individus morts à l'hôpital civil de la même ville, ce médecin a encore constaté deux phthisies, dont l'une observée sur un arabe, la seconde sur une négresse. (*Mém. de méd. milit., t.* 52.)

A Bone, au contraire, où domine l'élément marécageux, le docteur Moreau a constaté seulement 12 cas de phthisie sur un total de 6,245 militaires malades, traités par lui; sur 230 morts, il n'y eut que 6 phthisiques. (*Lettre à l'Acad. de méd.*) L'efficacité du séjour dans la partie marécageuse du littoral est telle, qu'au rapport de M. Bonnafont «plusieurs soldats, qui avant leur entrée au service avaient été affectés de rhumes opiniâtres, n'ayant jamais rien ressenti de leur ancienne indisposition pendant un séjour de deux années dans la province d'Alger, n'ont eu qu'à passer deux hivers à Constantine, pour voir reparaître avec plus d'intensité les altérations dont ils étaient porteurs. Plusieurs eussent infailliblement succombé, si nous ne nous fussions empressé de les soustraire à l'influence du climat de l'ancienne Cirta, en leur accordant des congés pour aller à Bone ou à Alger.» (*Geog. méd. d'Alger.*)

MM. Quesnoy et Wahu (*Répert. du progrès des sc. méd.*)

ont cru trouver une infirmation de la loi d'antagonisme dans les faits observés à Alger par M. Laveran. « On « trouve, disent-ils, dans presque tous les mémoires « écrits sur les maladies régnantes de l'Afrique, une seule « affection *dite pernicieuse*. M. Laveran a vu que cette « affection n'était, *le plus souvent*, que la fièvre typhoïde. « Cependant, suivant les observations de M. le docteur « Boudin, l'existence des fièvres de marais dans un pays « entraîne, etc. »

Je ferai d'abord observer à mes honorables adversaires, que je n'ai rencontré jusqu'ici aucun travail qui signalât, comme maladie régnante de l'Afrique, *une seule affection dite pernicieuse*, et, pour mon compte particulier, je croyais, au contraire, avoir insisté précisément sur la rareté des fièvres paludéennes, voire même pernicieuses, dans toutes les localités non marécageuses de l'Algérie. En second lieu, M. Laveran, loin d'*avoir vu le plus souvent une fièvre typhoïde* dans les maladies d'Afrique, est venu au contraire donner une éclatante confirmation à mon opinion en signalant : 1° Que, malgré l'arrivée récente en Afrique de nombreux régiments, venus de diverses garnisons de France où domine la fièvre typhoïde, la proportion des individus atteints de cette affection, comparée à l'ensemble des maladies internes, avait été comme 1 à plus de 28 (48 sur 1368), alors que la proportion a été à Strasbourg, en 1842, comme 1 à 6 (Forget) et qu'à Paris, 1er semestre 1839, on voit, à l'hôpital du Gros-Caillou, la fièvre typhoïde figurer pour le quart dans la mortalité générale (Michel). 2° Que sur 48 Français atteints d'entérite folliculeuse, à Alger, pas un seul n'avait plus de huit mois de séjour en Afrique, tandis qu'à Paris comme à Strasbourg et Marseille, on voit journellement une foule d'individus, nés dans la localité, être frappés de la maladie dont il s'agit. Que si nous examinons le travail de M. LAVERAN au point de vue de la phthisie pulmonaire, nous voyons cette affection, comparée à l'ensemble des maladies internes, figurer dans la faible proportion de 1 sur 152 (9 sur 1368); encore toutes les probabilités nous autorisent-elles à croire que les neuf individus, admis comme phthisiques, étaient tuberculeux avant de quitter la France. De tels faits, loin d'infirmer le principe de l'antagonisme nosologique, n'en sont-ils pas, au contraire, la démonstration la plus péremptoire ?

EUROPE.

Iles Ioniennes et Malte. Le docteur HENNEN, qui avait séjourné pendant huit ans, de 1820 à 1828, dans les îles britanniques de la Méditerranée, en qualité d'inspecteur du service de santé des possessions anglaises, rapporte (1) : « Que la proportion des maladies de poitrine varie beaucoup dans les diverses îles Ioniennes; mais en général leur fréquence y est en raison directe de la rareté des fièvres intermittentes. » Il insiste, en outre, sur une circonstance digne de remarque, et qui est complètement confirmée, par mes propres observations, faites sur d'autres points, savoir : que les affections de poitrine y sont beaucoup plus communes chez les marins, que parmi les hommes de l'armée de terre. D'après SINCLAIR, ces affections se sont montrées chez les marins, en station à Gibraltar, Minorque et Malte, dans la proportion de 1 : 1 1/2 ; elles n'ont été que de 1 : 18 chez les militaires en garnison à Corfou.

D'après le même auteur, à Malte où la proportion des fièvres intermittentes est à celle de Corfou comme 1 à 4, et celle des rémittentes comme 1 à 24, on a observé que les affections de poitrine se sont montrées de 1814

(1) *Sketches of the med. topography of the Mediterranean.*

à 1821, dans la proportion de 85 sur mille malades, tandis qu'à Corfou leur proportion ne dépassait pas 46 sur mille, ce qui est à peu près moitié moins. Il importe de ne pas perdre de vue que Malte, dont le sol est en général peu élevé, est pourtant située sous le 36me degré de latitude boréale, alors que Corfou, qui possède des montagnes très-élevées dont le voisinage tend naturellement à abaisser la température de l'île, est de quatre degrés plus rapprochée du pôle. Le calcaire prédomine dans le sol de Malte; l'argile ne s'y rencontre que dans la faible proportion de 7 pour cent; je n'ai pu me procurer aucun renseignement sur la structure géologique de Corfou. En ce qui concerne la fièvre typhoïde, le docteur HENNEN ne cite que *deux* cas à Corfou sur un total de 15,191 malades.

Grèce. Pendant mon séjour sur le littoral de la Morée, où l'armée française eut tant à souffrir des maladies de marais, je n'ai pas rencontré un seul exemple de fièvre typhoïde; les maladies de poitrine y étaient extrêmement rares, bien que nos malades fussent, jusque vers la fin de 1828, couchés dans la boue. Le médecin en chef de l'armée, M. Roux, ne cite pas un cas d'entérite folliculeuse; voici comment il s'exprime au sujet des affections de poitrine : « Une chose digne d'être notée, c'est la faible proportion des maladies de poitrine, tant aiguës que chroniques, et leur faible intensité. En France, si l'on réunissait un égal nombre de malades, on n'entendrait autre chose que le bruit de la toux; ici rien de semblable. Le climat des ports du Péloponèse serait-il peu propre à développer les *tubercules pulmonaires* chez les individus nés dans les contrées plus *septentrionales*? Sur cent valétudinaires renvoyés en France, 2 ou 3 seulement se plaignaient de toux, et aucun d'eux n'offrait de lésion thoracique grave. » *(Hist.*

méd. de l'armée française en Morée.) On voit qu'à l'exemple de BROUSSAIS, M. ROUX faisait du développement des tubercules une question de latitude ou de froid. Il y a lieu de croire que l'Académie de médecine d'Athènes ne partage point cette opinion, à en juger par la question de concours adoptée par ce corps savant, pour 1843, et qui peut se résumer ainsi : « *Quelle est en Grèce l'influence des localités à fièvres intermittentes sur le développement et la marche des tubercules pulmonaires ?* »

France. J'ai rappelé plus haut l'opinion de RAMEL et de M. NEPPLE sur la fréquence de la phthisie dans les localités non marécageuses de la Provence et de la Bresse. Tout récemment encore un agrégé de la faculté de Paris, M. BARTH, a publié, dans les *Archives de médecine*, un mémoire dans lequel il cherche à démontrer les bons effets du climat d'Hyères sur les malades atteints de tubercules pulmonaires. Je ne possède moi-même aucune donnée positive sur l'efficacité du climat d'Hyères ; tout ce que je puis affirmer c'est que les habitants y sont fort peu épargnés par les fièvres intermittentes. J'ai rapporté, dans mon Traité des Fièvres, qu'un habitant du nord de l'Europe, atteint d'une maladie rebelle du poumon, s'étant rendu à Hyères en 1841, s'y rétablit promptement, mais que deux dames qui l'accompagnaient y furent prises de fièvre d'accès. Voici d'ailleurs ce que rapporte le docteur GENSOLLEN (*Essai topogr. et méd. sur Hyères*) : « On a reconnu que c'est le voisinage des marais qui occasionne à Hyères les maladies qui attaquent annuellement la population... Les maladies de cette ville, sont, comme on voit les mêmes que celles qui règnent dans tous les lieux marécageux. »

Que si maintenant nous examinons la pathologie des localités de la France, dans lesquelles l'élément marécageux ne joue qu'un rôle secondaire, nous voyons aussitôt la phthisie et la fièvre typhoïde devenir les maladies dominantes. Ainsi, sur 394 individus traités à l'hôpital de la clinique de Strasbourg, depuis le premier juillet 1841 jusqu'au premer juillet 1842, M. Forget cite 44 cas d'entérite folliculeuse et 38 phthisies pulmonaires, ce qui porte la proportion de ces deux maladies réunies à *un quart* de la totalité des maladies traitées! En 1836, le nombre total des décès de Strabourg fut de 1961, dont 229 par phthisie, c'est-à-dire environ un sur huit. De 1806 à 1816, les décès par phthisie avaient été de 1 sur 14,97 morts (Graffenhauer. *Top. méd. de Strasb.*). Enfin, M. Pascal, médecin en chef de l'hôpital militaire de la même ville, nous apprend que sur 224 fiévreux, morts dans ce dernier établissement pendant l'année 1839, près de moitié ont succombé à la fièvre typhoïde ainsi qu'à la pneumonie aiguë ou chronique; le chiffre des premiers est de 60, celui des seconds de 42; les décès attribués à des fièvres paludéennes figurent au nombre de *deux!* (*Mém. de méd. milit., t.* 53.) Certes, ces chiffres sont déjà très-significatifs, mais on comprend que la proportion des décès par phthisie aurait été infailliblement beaucoup plus forte, sans les congés de réforme et de renvoi.

En présence de pareils faits, nous comprenons à peine comment M. Stoeber a pu, au dernier congrès scientifique, invoquer la pathologie de Strasbourg comme contraire au principe d'antagonisme que nous défendons! Il y a, dit-on, des fièvres d'accès dans cette ville; d'accord, mais dans quelle proportion et de quelle origine? c'est ce dont on s'embarasse fort peu; eh bien! veut-on connaître l'origine de ces fièvres intermittentes strasbourgeoises? M. Forget nous la désigne assez clairement, en disant que les douze malades, atteints de fièvres périodiques, dont il précise la profession, étaient des « *douaniers dont le service consiste à passer les nuits sur les bords des rivières.* » (*Clinique méd.*, 1842.) Or, nous n'avons jamais prétendu que des individus, incessamment exposés à l'intoxication marécageuse, dussent être exempts de fièvre intermittente, même en venant à séjourner dans des localités exemptes de *malaria*; nous avions même cru avoir soutenu et prouvé précisément le contraire.

En ce qui regarde Paris,(1) nous nous laisserons guider, dans l'appréciation de la pathologie qui domine parmi la garnison de cette place, par les intéressantes recherches de M. le Baron Michel. (*Mém. de méd. mil.*, t. 50). Il résulte de ce travail que sur 297 fiévreux, morts à l'hôpital du Gros-Caillou dans le premier semestre de 1839, 77 ont succombé à la fièvre typhoïde et 48 à des maladies chroniques des organes respiratoires, ce qui porte ces deux affections réunies, comparées à la totalité des décès, à la proportion de presque 1 sur 2. Dans le deuxième semestre de la même année, la scène change: deux régiments arrivent des localités marécageuses du Morbihan et de la Charente-Inférieure; le nombre des fièvres intermittentes atteint le chiffre énorme de 585, et par contre, le nombre des décès par fièvre typhoïde tombe à 13, c'est-à-dire à une proportion six fois moindre de celle du premier semestre!

Suisse. M. Schoenlein raconte qu'une localité marécageuse du Gasterland, située entre les lacs de Wallen-

(1) On sait combien autrefois les fièvres intermittentes pernicieuses étaient fréquentes à Paris et à Londres; les travaux de Baillou, Sydenham et Morton constatent l'exactitude de ce fait; eh bien, la lecture des anciens semble également établir que la phthisie pulmonaire et la fièvre typhoïde étaient moins communes alors dans ces deux capitales.

stædt et de Zurich, ayant été desséchée, les fièvres intermittentes endémiques disparurent; mais une maladie jusque là inconnue dans le pays, la phthisie pulmonaire, se manifesta. (*Klinische Vortraege. Berlin*, 1842.) J'ai rapporté plus haut la remarque de ce professeur, d'après laquelle on observe la fièvre typhoïde dans les localités non marécageuses de la Suisse.

Hollande. « Dans le delta du Rhin, dit M. Schoenlein, à Rotterdam, à Amsterdam, et en général dans toute la partie basse de la Hollande où règnent des fièvres intermittentes endémiques, les tubercules sont rares. A une faible distance de là, dans la partie sabloneuse, à peine élevée de 80 pieds au-dessus du niveau de la mer, par exemple aux environs de Bruxelles, où les fièvres intermittentes sont rares, là on voit régner endémiquement la phthisie tuberculeuse. » (*Allgemeine und spezielle Pathologie und Therapie*, t. 3, p. 74.)

Angleterre. « Le docteur Harrisson assure que l'on voit très-peu de phthisiques dans les cantons marécageux du Lancashire, tandis que cette maladie est très-commune dans le reste du comté. Il rapporte même quelques exemples de phthisiques dont les uns auraient obtenu un grand soulagement, tandis que les autres se seraient entièrement guéris, en transportant leur domicile d'un endroit sec et elevé dans une situation basse et humide. (Sinclair. *Principes d'Hygiène.*)

Que si des faits qui précèdent, et dont la variété nous semble établir la vérité du principe de l'antagonisme, sinon pour toutes les parties du globe, au moins pour un très-grand nombre de localités, nous passons à l'examen des individus qui viennent à quitter les lieux marécageux, nous voyons l'immunité persister pendant un temps plus ou moins long, au moins quant à la fièvre typhoïde. En ce qui concerne la phthisie pulmonaire, il me serait difficile, pour ne pas dire impossible, de préciser jusqu'à quel point l'organisme, modifié par un séjour antérieur dans une localité marécageuse, se montre réfractaire au développement des tubercules, chez les individus qui n'en sont pas encore porteurs; toutefois, je puis affirmer que les mêmes influences athmosphériques qui déterminent des irritations de l'appareil respiratoire chez la population et dans la garnison ordinaire de Marseille, se traduisent, sur un régiment venant d'Alger, au moins dans un très-grand nombre de cas, par des fièvres d'accès, même chez les individus qui en étaient restés exempts pendant leur séjour en Afrique.

Il reste à examiner comment se comportent les tuberculeux qui, après avoir séjourné dans un pays marécageux et y avoir éprouvé du soulagement, reviennent habiter une localité où la phthisie est endémique. Nous allons répondre à cette question en consultant les faits qui, pendant un séjour de huit années à Marseille, se sont présentés à notre observation. Nous laisserons de côté les tuberculeux qui, trop avancés pour avoir pu obtenir à Alger le moindre soulagement, ne pouvaient, à plus forte raison, attendre du mieux de leur retour en Provence. Cinq individus évacués sur France pour cause de dysenterie, mais qui, avant leur séjour en Algérie, avaient présenté des signes réputés caractéristiques de tubercules pulmonaires, nous ont paru entièrement guéris de cette affection. Deux de ces cinq malades ayant succombé à des maladies du gros intestin, la nécroscopie a confirmé l'absence de tubercules dans le poumon, ainsi que dans les autres organes.

Chez huit individus, tuberculeux avant d'aller en Afrique, et évacués des hôpitaux d'Alger sur Marseille, pour cause de fièvre intermittente rebelle, nous avons vu six fois la phthisie, en quelque sorte assoupie jusque là, se manifester de nouveau, presque aussitôt la fièvre coupée, et marcher ensuite avec une effrayante rapidité. M. SCHOENLEIN a fait la même remarque sur des militaires suisses qui, après avoir habité la partie marécageuse de la Hollande, revenaient habiter leur patrie; ce pathologiste a cru remarquer que, dans cette circonstance, les tubercules se rencontrent spécialement dans le lobe inférieur du poumon gauche, localisation qu'il attribue au voisinage de la rate. (*Klin. Vortræge.*)

En ce qui regarde l'immunité contre la fièvre typhoïde, les faits qui en établissent le principe sont ici plus nombreux, et surtout mieux dessinés. Au mois d'août 1841, le 17e léger s'étant, à son retour d'Alger, arrêté 12 jours à Marseille, envoya pendant ce laps de temps, 49 fiévreux à l'hôpital. A cette époque, la fièvre typhoïde sévissait sur les deux régiments de la garnison (19e et 20e légers) avec une intensité telle, que 5 malades sur 7 étaient atteints de cette affection. Les maladies du 17e, au contraire, ne consistaient qu'en fièvres périodiques, de divers types, et dont quelques-unes sous forme pernicieuse. Autre exemple: Le 62e de ligne, en quittant l'Algérie au commencement de l'année 1842, vint tenir garnison à Marseille, où il séjourna environ cinq mois; eh bien, pendant ce laps de temps, les hommes de ce régiment, qui avaient habité l'Afrique, ne présentèrent pas un seul cas de fièvre typhoïde, tandis que les soldats provenant du bataillon de dépôt, et qui n'avaient pas séjourné en Algérie, de même que le reste de la garnison de Marseille, étaient loin d'en être épargnés.

Et que l'on ne prétende point rapporter cette immunité à l'influence du climat d'Afrique, alors que nous la voyons journellement se reproduire sur une foule de malades venant de localités marécageuses du Nord, et chez cette masse de travailleurs, qui, des plaines de la Camargue et du canal de la Durance, affluent journellement à l'Hôtel-Dieu de Marseille, où, malgré le voisinage de nombreux malades atteints de fièvres typhoïdes, ils conservent leur pathologie propre, et se montrent éminemment réfractaires à la constitution médicale de la ville.

Mais nous avons, en ce moment même, sous nos yeux un exemple frappant de cette immunité : deux régiments d'infanterie, tous deux arrivés depuis huit mois, composent aujourd'hui la garnison de Marseille. L'un de ces corps, le 8e léger, venant de Grenoble, a fourni, à diverses reprises, jusqu'à sept fièvres typhoïdes sur dix maladies internes; l'autre, le 49e de ligne, venant de divers points de la Corse, où dominent les fièvres de marais, ne présente qu'un très-petit nombre de fièvres typhoïdes, qui même ne frappent guère que des jeunes soldats, nouvellemsnt arrivés au corps.

Il y a plus : l'immunité dont il s'agit, loin d'être la même pour tous, observe, au contraire, divers degrés; sa puissance se montre ordinairement en raison composée de la durée du séjour antérieur dans une contrée marécageuse, et de l'intensité d'expression des pyrexies caractéristiques de ce genre de localités. Ainsi, d'une part, le séjour prolongé dans un pays où le *malaria* se montre, comme en Algérie, assez puissant pour déterminer des fièvres paludéennes *continues*, est en général plus préservateur que ne le serait, tout égal d'ailleurs, un séjour moins long dans la même localité, et, à plus forte raison, dans une autre contrée dont l'action pyrétogénésique ne dépasse jamais le type intermittent. D'autre part, tandis qu'un séjour antérieur prolongé, dans une localité marécageuse, assure à l'organisme une immunité très-grande, on voit un séjour d'une durée moindre, diminuer seulement cette immunité, et se traduire souvent par une simple atténuation de la fièvre typhoïde; de telle sorte, que cette maladie présente alors non-seulement une forme moins grave, mais encore une durée moindre.

Ce remarquable phénomène ayant, jusqu'à présent, passé presque inaperçu, et pouvant paraître paradoxal à ceux qui n'en ont pas été témoins, peut-être n'est-il pas hors de propos de citer ici le passage suivant d'une thèse, soutenue à Montpellier, le 14 mars 1842, par M. le docteur ROUGIER : «On a pu cette année, dit ce médecin, vérifier à Montpellier cette observation de M. BOUDIN : la fièvre typhoïde n'a sévi que sur les militaires du Génie, tandis que le régiment d'infanterie, qui vient d'Afrique, et qui est encore sous l'influence de l'intoxication des marais, a été épargné par cette maladie.»

De tous les faits exposés dans ce chapitre, il nous semble permis de conclure que l'antagonisme dont il s'agit, sans avoir été jusqu'ici l'objet d'une vérification sur tous les points habités du globe, est cependant, dès à présent, assez général, pour constituer une loi nosologique, dont il est facile d'entrevoir les plus belles applications, sous le double rapport de la thérapeutique et de l'hygiène publique.

FIN.

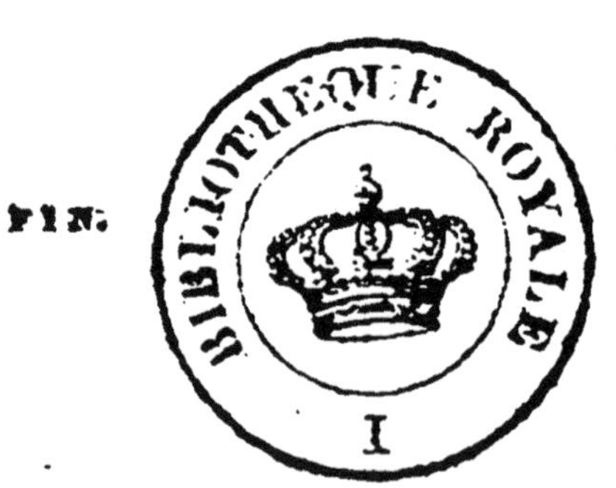

TABLE ANALYTIQUE DES MATIÈRES.

FIN DE LA TABLE.

www.ingramcontent.com/pod-product-compliance
Ingram Content Group UK Ltd.
Pitfield, Milton Keynes, MK11 3LW, UK
UKHW021230230726
13926UKWH00003B/1344